의학으로 보는

아기 키우기

著 馬場一雄(바바카즈오)
前 日本大學 명예교수
역·감수 김 재 천
전북대학교 의과대학 외과학교실 소아외과

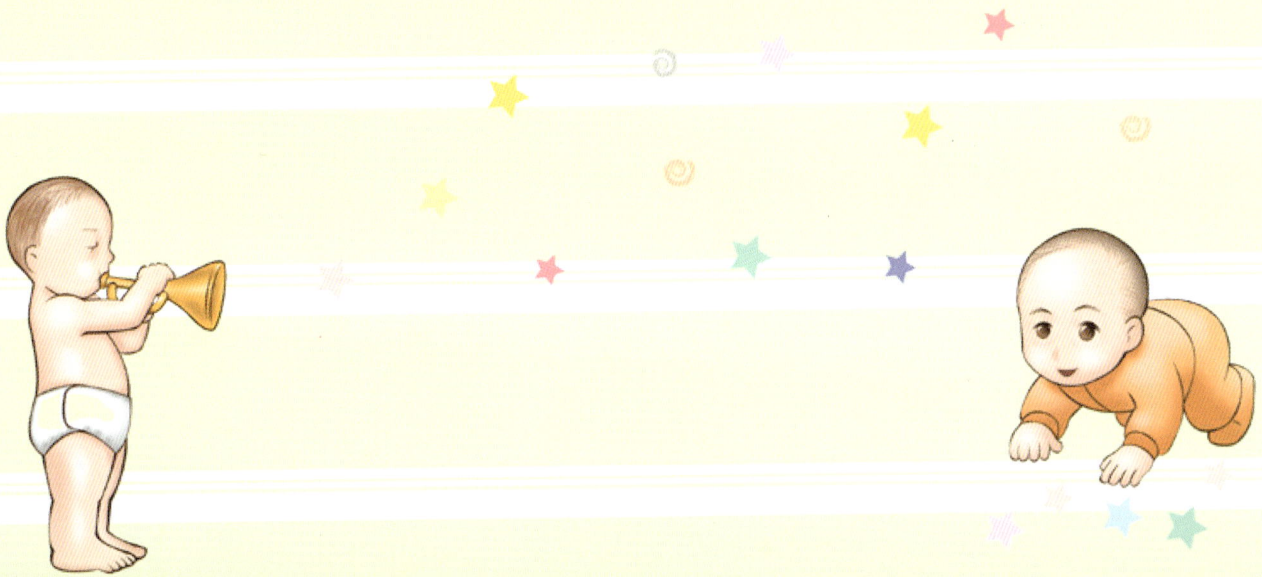

TOKYO IGAKUSHA LTD, MEDICAL PUBLISHERS
20-13 Kanda hjinbocho 2chome cyiyoda-ku
TOKYO 101-0051 JAPAN

| 머리말 |

부모로서 아기를 키우면서 느끼는 즐거움이나 기쁨도 물론 크지만, 불안과 고통을 느낄 때도 많이 있다. 아기를 키우는 방법에 대해서 여러 가지 의문이 생기기도 하고 당황하기도 하며, 또 아기에게서 걱정되는 증상이 나타나기도 하기 때문이다.

그러나 이렇게 아기를 키우면서 부딪히게 되는 여러 가지 의문들에 대해 과학적인 근거를 제시하며 명쾌하게 답변해 주는 책은 의외로 많지 않은 것 같다.

물론 아기의 성장, 발달, 질병, 및 육아기술 등을 수박겉핥기식으로 다루고 있는 육아 서적들은 시중에 넘쳐나고 있지만 대부분 저자의 경험적 의견을 서술하였을 뿐 과학적, 의학적 근거를 제시하지 못하고 있다.

현대를 정보화시대라고 하지만, 정보혼란의 시대라는 표현이 더 적당할 것 같다. 아기의 양육법에 대해서도 서로 정반대의 의견들이 제기되고 있다.

이러한 정보의 혼란에 대처하는 가장 좋은 방법은, 아기의 양육에 관한 의견이나 주장의 과학적인 근거를 밝히고 그러한 근거를 토대로 올바른 판단을 내리는 것이라고 생각한다.

이 책은 아기 양육에 애쓰고 있는 부모님들이나 아기 양육을 사업으로 하고 있는 분들의 올바른 판단과 의사결정을 위해 꼭 필요한 지식을 모아 놓았다.

따라서 제목도 '과학으로 보는 아기키우기'라고 하고 싶었으나 저자는 그저 소아과 의사에 지나지 않으므로 '의학으로 보는 아기키우기'라고 하기로 하였다.

현재 아기 양육으로 고생하는 부모님들뿐만 아니라 아기 양육을 지원하고 있는 의료, 보육, 보건, 및 간호 직종에 종사하시는 많은 분들에게 이 책이 널리 읽혀지기를 기대하는 바이다.

| 역자의 변 |

얼마전 일본의 소아외과학회에 참석하였을 때, 무언가 읽을거리가 없을까 해서 학회장의 한 구석에 벌려놓은 서점에 들렀다가 무심코 집어 든 책이 바로 이 '의학으로 보는 아기키우기'이다. 내용이 가볍게 읽을만하여 시간보내기에는 적격이라 생각하고 집어 들었으나, 읽어 볼수록 의사인 나도 별 생각 없이 지나쳐 온 것들이나 제대로 알지 못하고 있는 것들에 대한 설명이 자세하고 알기 쉽게 되어 있을 뿐만 아니라, 요즈음처럼 핵가족화가 심화되어 있는 세태에 경험이 없거나 적은 젊은 엄마들에게는 매우 유익한 책이 될 것이라는 생각이 들었다. 또한 저자가 머리말에서 이야기한 것처럼 아기 양육에 관계된 여러 직종에 종사하는 분들에게도 많은 도움이 되리라는 확신이 들어, 번역을 결심하게 되었다. 여러 가지로 미숙한 점이 많으나 이 책이 빛을 볼 수 있도록 많은 도움을 주신 도서출판 정담의 김정찬 사장과 최경희 편집장, 그리고 직원 여러분들께 깊은 감사의 인사를 드리며, 이 책이 우리나라의 미래를 짊어질 새싹들이 정신적으로나 육체적으로 건강하게 커 나아가는데 조그마한 보탬이라도 된다면 더 바랄 나위가 없겠다.

2005. 8.

전북대학교 의과대학 외과학교실 소아외과 김재천

목차

02 아기에게 나타나기 쉬운 증상들

03 생활 속의 의학지식

01 아기의 성장에 따른 생리적 변화

평온한 상태에 있는 신생아의 얼굴에
나타나는 주름살에는 세 가지 종류가 있다.

첫 번째는 '안경주름'이라는 것으로,
코뿌리 부분에 가로로 생기는 주름이다.
안경의 압박에 의해 코뿌리에 생기는 자국과
닮았다고 해서 붙여진 이름이다.

두 번째는 '미간주름'이라는 것으로, 눈구석에서
미간에 걸쳐
세로로 생기는 주름이다.

세 번째는 '이마의 가로주름'이다

아기의 표정

우리가 흔히 말하는 '얼굴생김새'라는 말에는 용모와 표정의 두 가지 의미가 모두 포함되어 있다. 용모라는 것은 쉽게 변하지 않는 얼굴상의 특징을 말하는 것이고, 표정이라는 것은 얼굴에 나타난 생각이나 감정의 표현으로 시시각각 변하는 것이 보통이다.

이들 중, 질병에 걸린 아기들의 용모상의 특징에 대해서는 많은 연구가 진행되어 단행본들도 출판되어 있다.

또한, 표정에 관해서도 많은 연구가 진행되어 질병을 앓고 있는 아기의 표정은 진단학 서적 등에 자세히 기술되어 있다. 그러나 건강한 아기의 표정이 어떻게 발달되는지, 그리고 어른과 어떻게 다른지 등에 대해서 해설되어 있는 책들은 의외로 아주 적은 실정이다.

그래서 여기에서는 육아의 기초 지식으로 유유아의 표정에 대해 살펴보기로 하겠다.

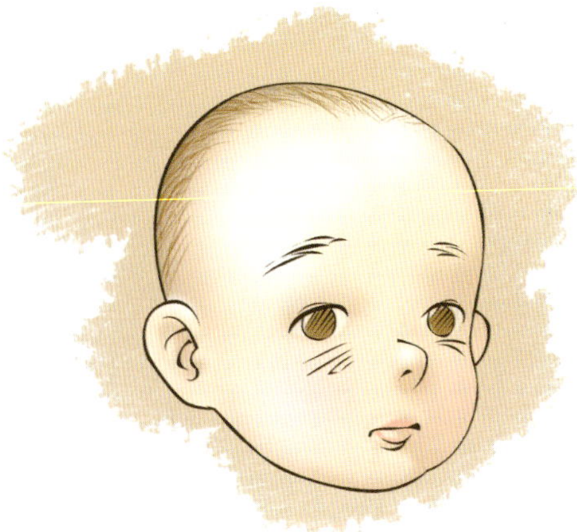

일반적으로 아기는 표정이 다양하지 않은데 특히, 신생아의 경우에는 불쾌함이나 고통을 나타낼 때 우는 것 외에는 다른 표정이 없다.

그러나 신생아의 얼굴에서도 어른의 '표정주름'과 비슷한 주름이 관찰되는 경우가 있다. 물론 어른의 표정주름은 어떤 특정한 표정을 지을 때 생기는 것으로, 같은 동작을 반복하는 사이에 용모로 형성되어 버린 것을 말하는데, 신생아에게서도 이와 비슷한 주름을 볼 수 있다. 하지만, 신생아의 경우는 특정한 표정을 반복함으로써 만들어진 것이 아니라 선천적인 것으로 특히, 울거나 웃지 않는 평정을 유지하고 있을 때에도 나타난다는 점에서 어른들의 주름과 비슷한데 여기에서 그 이유를 살펴보기로 하겠다.

신생아의 얼굴에 나타나는 주름살

평온한 상태에 있는 신생아의 얼굴에 나타나는 주름살에는 세 가지의 종류가 있다.

첫 번째는 '안경주름'이라는 것으로서, 코뿌리 부분에 가로로 생기는 주름이다. 안경의 압박에 의해 코뿌리에 생기는 자국과 닮았다고 해서 붙여진 이름이다.

두 번째는 '미간주름'이라는 것으로, 눈구석에서 미간에 걸쳐 세로로 생기는 주름이다.

세 번째는 '이마의 가로주름'이다.

그러나 이와 같은 주름들이 모든 신생아에게서 나타나는 것은 아니다. 그리고 그 출현빈도를 보면 안경주름이 16.8%, 미간주름이 18.4%, 이마의 가로주름이 2.8%이다.

아기가 울기 시작할 때의 표정변화

불쾌함이나 고통에 대한 반응으로 아기가 울기 시작할 때의 표정변화에 주목해 보자.

처음에는 입을 다문채로 입꼬리를 아래로 끌어내려 울기 시작하는 경우가 많다. 이와 동시에 아래턱의 중앙 부위, 보통 아래턱이라고 불리는 부위에는 홈이 나타나고, 콧방울의 양쪽에서 같은 쪽의 입꼬리 사이에 있는 피부의 홈(비순구)이 깊어지며 눈은 처음에는 뜨고 있지만 곧 광채가 없어지고 이마에는 세로주름이 나타난다.

울기 시작할 때의 표정변화 중 입꼬리가 아래쪽으로 내려가는 현상을 '다윈'은 생후 6주부터 나타난다고 하였으며 '프라이어'는 생후 18주라고 하였다. 그러나 대략적으로 보아 생후 수개월 내에 이러한 현상이 나타난다.

울기 시작할 때의 표정 변화 중, 또 한 가지는 입을 뾰족하게 내미는 것이다. 이 경우는 입을 벌린 채 아랫입술을 내밀어, 벌어진 입 모양은 가로로 긴 사각형이 된다. 그리고 아랫입술과 아래턱의 사이에는 수평으로 홈이 생긴다.

이렇게 울기 시작하여 마침내 큰 소리를 지르고 격렬하게 우는데, 이 때에는 입을 크게 벌리고, 눈을 꼭 감으며 양 미간을 모아 미간에는 세로주름이 나타나고 이마에는 가로주름이 나타난다.

웃을 때의 아기의 표정

생후 5~6주가 지난 아기들은 대부분 기분이 좋을 때 미소를 짓는다.

처음에는 순간적으로 약간 입을 벌리는 것이 유일한 표정 변화이며 눈꺼풀 운동은 하지 않는다.

그러나 시간이 지나면서 윗입술이 올라가고 입을 크게 벌리며 아래 눈꺼풀 밑의 피부에 홈이 생기게 된다. 이러한 미소로부터 소리내어 크게 웃거나 혹은 크게 입을 벌리고 떠들썩하게 웃는 웃음으로 발달하게 되는데, 이 때 아기 표정의 특징은 눈을 크게 뜨고 반짝반짝 빛을 내며 입도 크게 벌리고 환성을 지른다. 어른이 소리내어 웃을 때에는 입도 아기처럼 크게 벌리지 않으며 눈도 가늘게 뜨는 경향이 있어, 아기의 표정과는 크게 다르다.

아기와 눈깜빡임

'눈깜빡임'이란 눈꺼풀을 빠르게 열거나 닫는 움직임을 말하는데, 아기를 포함해서 건강한 사람들에게 나타나는 눈깜빡임에는 그 성질에 따라 세 가지의 종류가 있다.

첫 번째는 '반사성 눈깜빡임'으로 갑자기 밝은 빛을 보았거나 큰 소리에 놀랐을 때, 또는 눈에 먼지가 들어갔을 때, 눈앞으로 어떤 물체가 갑자기 접근해 왔을 때에 일어난다.

두 번째는 '자연적 눈깜빡임'으로, 외부로부터 특별한 자극이 가해지지 않아도 가끔 자연적으로 일어나는 것이다.

세 번째는 '수의성 눈깜빡임'으로, 의식적으로 눈을 깜빡이는 운동이다.

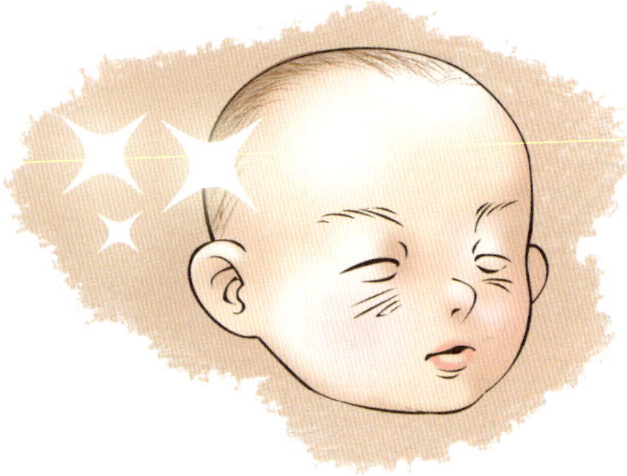

이러한 세 종류의 '눈깜빡임' 중에서 의식적으로 이루어지는 '수의성 눈깜빡임'은 아기에게서는 그다지 중요하지 않으므로 이것을 제외한 '반사성 눈깜빡임'과 '자

연적 눈깜빡임'에 대해서 살펴보겠다.

반사성 눈깜빡임

강한 빛이나 큰 소리에 반응하는 눈깜빡임은 태어난 지 얼마 되지 않은 신생아에서도 나타나지만, 예를 들어 어른의 손이 아기의 눈앞으로 다가왔을 경우에 나타나는 눈깜빡임은 신생아기에는 일어나지 않는다. 이것을 의학용어로 '협박반사'라고 하는데, 이러한 협박반사가 일어나기 시작하는 것은 생후 50일 내지 100일 사이이다.

협박반사가 일어났다는 것은 대뇌겉질에 있는 시각중추가 활동하기 시작했다는 것을 의미하므로, 이런 종류의 눈깜빡임이 나타나면 그 아기에게는 이미 눈에 보이는 물체의 의미를 이해할 수 있는 능력, 즉 시각적인 인지능력이 생겼다고 생각해도 좋다.

자연적 눈깜빡임

'자연적 눈깜빡임'은 일반적으로 인간 이외의 동물에서도 많이 나타나지만, 눈을 전혀 깜빡이지 않는 동물도 있다. '브라운트' 라는 학자가 금세기 초에 연구한 바에 의하면, 도마뱀, 거북, 개구리와 같은 파충류·양서류의 동물은 육지에서는 '자연적 눈깜빡임'이 일어나지 않고, 포유동물 중에도 쥐, 모르모트, 토끼와 같은 동물들은 거의 눈을 깜빡이지 않는다고 한다. 그러나, 개, 고양이, 염소 등은 1분에 2~3회 정도, 소, 말, 앵무새는 1분에 20회 이상 '자연적 눈깜빡임'이 일어난다고 한다.

사람의 경우 편안한 상태에 있을 때, 대략 1분에 15~16회의 비율로 눈깜빡임이 일어나는데, 때와 장소, 또는 개인에 따라서 큰 편차가 있어, 그 폭은 매분 3~28회라고 한다. 그리고 1회의 눈깜빡임 지속시간은 0.2~0.45초이지만, 눈꺼풀이 동공을 덮고 있는 시간은 0.13초 정도라고 한다.

아기의 눈깜빡임을 성인의 눈깜빡임과 비교해 보면, 눈깜빡임과 눈깜빡임 사이의 시간이 길어서 1분간에 일어나는 눈깜빡임 횟수가 적다는 것이 가장 큰 특징이라고 할 수 있다.

연구관찰한 결과에 의하면, 1분 동안의 눈깜빡임 횟수는 유유아의 경우는 3~13회, 어린이의 경우에는 8~18회, 성인의 경우에는 13~23회라고 한다.

이 밖에, 성인의 눈깜빡임은 군발지진(짧은 시간 동안 동시 다발로 발생하는 지진)처럼 짧은 간격을 두고 반복되는 경우가 많은데, 생후 3개월 미만의 아기에게는 이와 같은 현상이 나타나지 않는다.

눈깜빡임의 이상 징후

마지막으로, 눈깜빡임의 이상 징후에 대해서 살펴보겠다.

자연적 눈깜빡임은 여러 가지 눈병에 걸렸거나 정신적인 스트레스가 있을 때 그 횟수가 증가된다고 할 수 있다.

그러나 뇌염이나 뇌막염 등으로 인해 의식장애가 일어나면 반대로 눈을 깜빡거리는 횟수는 두드러지게 감소한다. 또한 틱(tic) 증의 경우에는 눈을 깜빡거리는 횟수가 현저하게 증가되는데, 이것을 '눈깜빡임 틱'이라고 한다. 이와 같은 눈깜빡임은 '수의성 눈깜빡임'과 유사하다고 볼 수 있다.

또한 뇌 장애가 있는 신생아에게서 나타나는 '발작성 눈깜빡임'은 우리가 흔히 말하는 일반적인 의미의 눈깜빡임이 아니라 경련의 일종이다.

말하기 전 단계의 소리내기

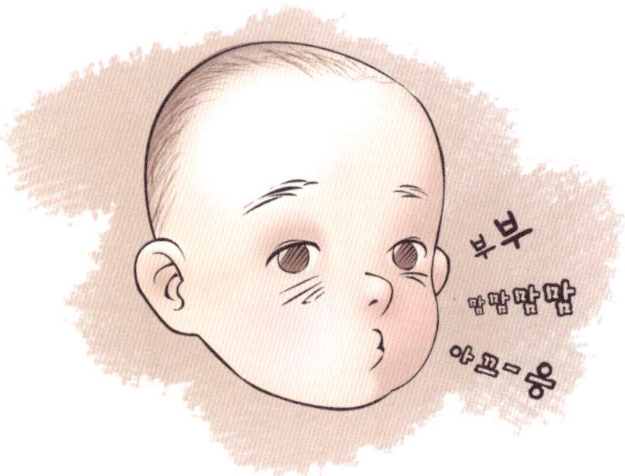

울음소리나 웃음소리를 제외한, 아기가 자연적으로 내는 소리를 흔히 '옹알이'라고 한다. 이 옹알거린다는 말에 해당되는 영어는 'babbling'으로서, 이 단어는 아기가 자연적으로 내는 소리를 총칭하는 경우와 자연적인 소리내기 중에서도 특정한 소리만을 가리키는 경우가 있으므로 관련 서적 등을 읽을 때 주의할 필요가 있다.

넓은 의미의 옹알이

넓은 의미로서의 'babbling', 즉 옹알이는 생후 4~8주경부터 시작된다. 이 시기의 옹알이는 주로 '아 -'라든지 '우 -'와 같은 모음이지만, 때로는 '구개음'이 섞여서 '아끄-응', '오끄-응', '누그-', '아그르르-'와 같은 소리를 내기도 한다. 이 시기에 내는 소리는 비둘기의 울음소리와 닮아서 영어로는 'cooing(비둘기 울음)'이라고 하기도 한다.

좁은 의미의 옹알이

그러나 생후 3~6개월이 되면, 아기의 옹알이에는 이러한 비둘기 울음소리 외에도 입천장의 앞부분이나 입술을 이용하여 만드는 자음이 많아져 '맘맘', '다다', '바바', '부부 -', '아부 -' 등의 소리를 낸다. 이와 같은 자음적 요소를 포함한 옹알이를 cooing(비둘기 울음)과 구별해서 특별히 '좁은 의미의 babbling'이라고 하는 사람도 있다.

아기가 생후 6개월이 지나면, 보통 옹알이는 길어져 '맘맘맘맘', '다아 다아 다아 다'와 같은 소리를 낼 때가 많아진다.

이러한 현상을, 자신의 소리를 자신이 모방한 결과 혹은 내부적인 자극과 이에 대한 반응이 반복된 결과라고 해석하여 '자기음성 모방'이라고 하기도 한다.

아기가 생후 10개월쯤 되면 자신이 내는 소리 이외의 음성 즉, 다른 사람의 음성을 모방할 수 있게 된다. 특히, 혀를 차는 소리나 기침 소리를 흉내내는 모습을 자주 보게 되는데, 이것을 '남의 말 흉내내기' 또는 '음성모방'이라고 한다. 아기의 옹알이, 다시 말해 울음소리와 웃음소리 외의 소리내기는 이상과 같은 단계를 거쳐 발달하는데, 아기의 청력에 심한 장애가 있는 경우에는 옹알이를 하지 않거나 옹알이의 발달과정에서 이상이 나타난다.

그러나 실제로는 옹알이의 발달이상을 통해서 아기의 청력장애를 발견해 내는 경우는 거의 없다. 오히려 아기에게 말을 걸어 보거나, 텔레비전의 소리, 개나 고양이의 울음소리 등 생활 속에서 들리는 여러 소리에 대해서 반응하는지의 여부에 주목함으로써 고도의 청력장애를 비교적 쉽게 발견할 수 있다.

날카로운 소리

앞에서 설명한 옹알이와는 다른 것으로 아기가 내는 소리 중에서 'squeal'이라는 것이 있는데, 우리말로 '날카로운 소리'를 의미한다.

"우리 아기는 가끔 주위에 있는 사람들이 깜짝 놀랄 정도로 큰 소리를 질러댑니다. 혹시 뇌에 장애가 있는 건 아닐까요?"

"우리 아기는 항상 '끼이 끼이'하고 날카로운 소리를 질러댑니다. 너무 신경질적인 건 아닐까요?"

이와 같은 내용의 상담을 받는 경우가 있는데, 이것이 바로 'squeal'이다. 울음소리나 웃음소리 이외에 자연적으로 나오는 소리라는 점에서는 옹알이에 포함시킬 수 있지만 일반적인 옹알이는 조용한 소리이므로, 여기에서 제외한다.

이 '끼이-끼이-', '캬-캬-'와 같이 쇠를 자를 때 나는 소리와 비슷한 날카로운 소리에 대해서는 아쉽게도 계통적인 연구가 없지만, 발달심리학자인 '아놀드 게젤'에 의하면 생후 5~9개월의 아기에게서 많이 나타나는 현상으로, 때로는 즐거움의 환성으로 보이기도 하고, 때로는 짜증의 표현으로 보이기도 하는데 보통 6개월 이내에 저절로 사라지는 일시적인 현상이라고 한다.

마지막으로, 아기의 목소리를 녹음하여 남겨 두도록 권하고 싶다. 어릴 때의 목소리나 말은 사진이나 비디오 화상과 함께 몇 년이 지난 후에는 틀림없이 무엇과도 바꿀 수 없는 귀중한 재산이 될 것이다.

낯가리기의 발달

아기가 사람의 얼굴 형태를 식별하는 능력

갓 태어난 아기도 사람의 얼굴에 대해서는 특별한 관심을 갖고 있는 것 같다. 사람의 얼굴 그림과 얼굴이 아닌 사물의 그림을 아기에게 보여 주면서 그림에 주목하는 시간을 측정해 보니, 얼굴 그림에 주목하는 시간이 길었다고 하는 연구 결과가 많이 발표되어 있기 때문이다.

이러한 현상이 생후 며칠 째부터 나타나는지에 대해서는 연구자에 따라 견해가 다르지만, 늦어도 생후 2개월 경에는 사람 얼굴의 형태와 얼굴이 아닌 물체의 형태에 주목하는 시간이 확실히 다르다는 것을 알 수 있다.

따라서, 생후 2개월이 된 아기는 얼굴의 형태를 식별하여 사람의 얼굴과 물체의 형태를 구별한다고 할 수 있다.

그러나 낯익은 어머니의 얼굴과 한 번도 만나 본 적이 없는 낯선 사람의 얼굴을 식별하는 것은 좀 더 시간이 경과된 뒤에야 가능해진다. 아기가 낯익은 얼굴과 낯선 얼굴을 식별해서 각각 다른 반응을 보이는 것을 '낯가림'

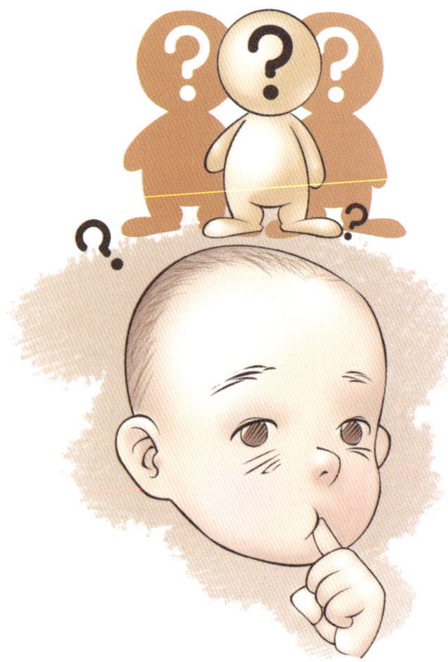

이라고 하는데, 아기의 낯가림이 뚜렷해지기 시작하는 시기는 보통 생후 4~5개월쯤부터이다.

이 '생후 4~5개월'이라는 것은 '낯선 사람을 보고 울기 시작하는 아기를 어머니가 안아서 얼굴을 가까이 했더니 울음을 멈추었다'는 예와 같이, 일상적인 경험을 통해서 얻어진 상식적인 판단에 의해 추정된 것이다. 좀 더 정밀하게 검토해 보면 낯가림이 시작되는 나이는 조금 더 빠를 것으로 생각된다.

어느 캐나다의 여성 심리학자는 아기가 사람의 얼굴과 표정을 분별하는 능력에 대해서 많은 연구결과를 발표했는데, 이 여성 심리학자에 의하면 만 3개월이 되면 아기는 어머니의 얼굴과 다른 사람의 얼굴을 구별할 수 있다고 한다. 그러나 이것은 특별한 연구방법을 통해서 관찰하여 그 결과를 통계적으로 처리해서 얻은 결론이기 때문에 낯가림을 시작하는 시기가 생후 5~6개월경이라는 상식을 수정할 필요는 없을 것 같다.

이상으로 아기가 사람의 얼굴 형태, 즉 '용모'를 식별하는 능력에 대하여 살펴보았다.

아기가 다른 사람의 '표정'을 식별하는 능력

필자에게는 생후 5개월 된 손자가 있는데, 어느 날 손자로부터 2~3m 떨어진 곳에서 웃어 보였더니 손자도 눈을 가늘게 뜨고 크게 입을 벌려 웃는 것이었다. 이렇게 조그마한 아기도 다른 사람의 표정을 식별하는 능력이 있구나 하고 감탄한 적이 있다.

표정을 식별하는 능력의 발달에 대해서도 발달심리학의 영역에서 많은 연구결과가 발표되고 있다. 그들의 연구에 의하면, 아기가 다른 사람의 웃는 얼굴, 성난 얼굴, 놀란 얼굴 등을 식별할 수 있게 되는 시기는 생후 6개월 전후라고 한다.

그러나, 여기에 대해서는 다른 의견들이 있는데, 특히 1970년대 말부터는 '생후 6개월 이전부터 표정을 식별할 수 있다'고 하는 논문이 많이 등장하였다. 어떤 심리학자들은 생후 3개월부터 가능하다고 주장하고 있다. 그러나 이 경우도 특수한 실험계획 아래에서 실시된 연구결과이기 때문에, 상식적으로는 표정을 식별할 수 있는 능력이 생후 6개월경부터 생긴다고 해도 무방할 것 같다.

용모나 표정을 식별하는 능력과 관련하여, 아기가 거울에 비춰진 자기 자신의 얼굴이나 모습에 어떻게 반응하는지에 대해서도 살펴보자.

거울에 대한 반응에 대해서는 '찰스 다윈'이 《한 유아의 전기적 소묘(傳記的 素描)》란 책에서 언급한 적이 있고 '애육연구소(愛育硏究所)'에서 실시했던 관찰기록도 있다. 그러나 '아놀드 게셀'의 《발달 진단학》이란 책의 내용을 살펴보면, 생후 20주 이후의 아기는 거울에 비춰진 자신의 모습을 응시하기도 하고 미소를 지어보이기도 하며, 생후 24주가 지나면 소리를 내기도 하고, 생후 28주 이후에는 거울을 두드리는 행동도 한다고 한다.

미각과 기호의 발달

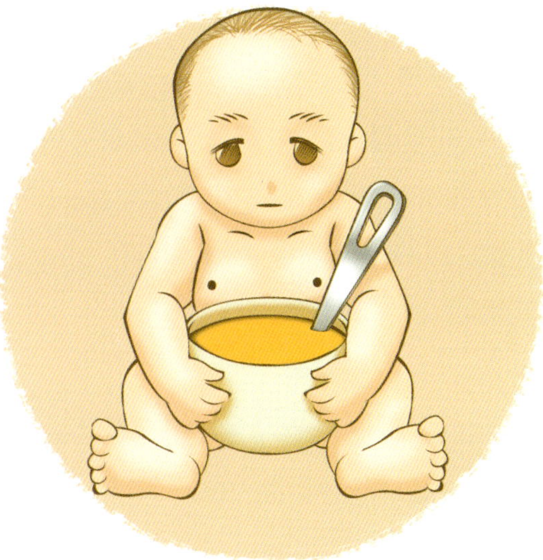

옛날부터 많은 심리학자나 소아과 의사들은 태어난 지 얼마 되지 않은 신생아들도 단맛이나 쓴맛, 신맛, 짠맛 등에 대해 각기 다른 반응을 보인다는 관찰결과를 발표하였다.

예를 들어, 설탕물을 줄 때에는 아무 저항도 없이 잘 마시는데 쓴 것, 시큼한 것, 짠 것 등을 줄 때에는 얼굴을 찡그린다든지 거부하는 반응을 보인다. 따라서 신생아에게도 우리 어른들처럼 맛을 식별하는 능력이나 기호가 있는 것처럼 보인다.

그러나 과연 그러할까?

왜냐하면 아기의 신경계통의 발달과정을 폭 넓게 관찰해 보면, 외견상 아주 닮은 현상들이 서로 다른 시기에 서로 다른 메카니즘을 통해서 나타나는 경우가 많기 때문이다.

예를 들어, 신생아의 '원시 보행'과 성장한 후의 '수의적 보행', 신생아의 '반사 유영(遊泳)'과 성장한 후의 '수의적 유영', 신생아가 잠을 자면서 보여주는 '웃음'과 생후 3개월 이후의 '미소', 신생아의 '모로 반사'와 성장 후에 나타나는 '놀람 반응' 등이 그러한 예이다.

이처럼 어떤 발달이 반복되는 것을 전문 용어로는 일정한 순서에 따라 나타나는 '서열적 반복'이라고 하는데, 지케이(慈惠) 의대의 '마에카와(前川)' 교수 그룹(1986)은 미각 반응도 이런 종류의 반복 반응일 가능성이 있다고 생각하고 다시 신생아의 미각 반응을 검토하였다.

그 결과, 신생아는 어른보다도 민감하게 맛의 변화에 반응하는데, 그러한 예민한 미각반응은 생후 3~5개월경에 분명히 감소되는 경향이 있다는 것을 확인하였다. 그리고 신생아의 미각반응은 원시보행이나 반사유영과 같은 반사적 반응으로서, 성장함에 따라 감소되어 간다고 추측하였다.

이렇게 생각하면, 신생아들이 음식을 가리는 것도 단순한 반사적 미각반응이거나 혹은 본능적 선택으로 어린이나 성인들이 보여주는 음식에 대한 싫고 좋음, 다시 말해 '기호'와는 다른 것이다.

유아기의 맛에 대한 체험의 중요성

음식에 대한 싫고 좋음 즉, 미각적인 기호는 이유기 이후에 음식의 맛과 음식이 혀에 닿았을 때의 느낌을 경험하면서 서서히 형성되어 가는 것으로 생각되는데, 특히 유아기나 소아기의 체험이 성장한 후의 기호에 큰 영향을 준다는 것을 증명하는 동물실험들이 많이 보고되고 있다.

예를 들어 '히라노(平野)'(1979)는 실험용 쥐를 두 개의 그룹으로 나누어, 그 중 한 그룹에는 이유기에 설탕물을 주어 단맛을 경험하게 했다고 한다. 그리고 일정한 기간이 지난 후에 이 두 그룹의 쥐들에게 다시 설탕물을 주었더니, 단맛을 경험했던 그룹의 쥐들이 그렇지 않은 그룹의 쥐들보다 더 많은 양의 설탕물을 마셨다고 한다. 이러한 사실로 보아, 어릴 때부터 단 음식을 주면 성장한 후에도 단 음식을 좋아하게 된다는 것을 알 수 있다.

그 외에도 '도리이(鳥居)'(1980)는 짠맛에 대한 실험을 하였다. 그는 실험용 쥐들을 두 그룹으로 나누어, 한 그룹에는 음료수로 생후 80일까지는 1%의 소금물을, 생후 5개월까지는 소금이 들어 있지 않은 물을 주었고, 다른 한 그룹에는 처음부터 보통 물을 주어 사육하였다. 그런 다음에는 양쪽의 쥐에게 3가지의 물, 즉 소금이 들어 있지 않은 물, 1%의 소금물, 그리고 소금과 염화칼륨이 혼합된 물 중에서 자유롭게 선택하여 마시게 하였다.

그 결과, 소금물을 마셨던 경험이 있는 쥐는 1%의 소금물을 잘 마셨지만, 그런 경험이 없는 쥐들은 소금이 들어 있지 않은 물을 마셨다.

이것은 어렸을 때부터 짠 것을 먹는 습관을 들이면 어른이 되어서도 짠 것을 좋아하게 된다는 것을 보여 주는 실험결과이다.

위의 실험들은 모두 동물실험에 지나지 않고, 맛의 종류도 단맛과 짠맛으로만 한정하였기 때문에 일상생활의 지침을 위한 근거로 삼기에는 약간 의심스러운 점도 있다고 생각된다.

그러나, '어머니 손맛'이라는 말이 있는 것처럼, 어렸을 때에 경험했던 맛은 성장한 후의 기호를 좌우하기 때문에, 이러한 동물실험의 결과를 그대로 사람에게 적용해도 무난하리라 생각된다.

젖을 뗀 아기들에게는 가능한 한 담백한 맛의 이유식을 만들어 주도록 권장하고 있는데, 그것은 동물실험의 결과를 고려하여, 장래에 건강상 좋지 않은 기호가 형성되는 것을 방지하기 위함이다.

아기의 창자내 가스

사람의 창자 안에 차 있는 가스와 이 가스의 배출 현상인 '방귀'는 일상생활에서 흔히 나타나는 현상임에도 불구하고, 가정의학 서적은 물론 의학 서적에도 대부분 자세하게 설명되어 있지 않기 때문에 이 항목에서는 창자내 가스와 방귀에 관한 문제를 살펴보기로 하겠다.

방귀는 영어로는 '한 번 부는 바람'을 의미하는 라틴어를 어원으로 한 'flatus'이다. 영어의 경우에는 '창자내 가스'의 의미로 사용되는 경우도 있다.

보통, 어른이나 아기의 위나 창자 속에는 어느 정도의 가스가 차 있다. 그 모양을 X-선 사진으로 보면, 연령에 따라 가스의 양이나 분포에 차이가 있다는 것을 알 수 있다.

분만 전의 아기, 즉 태아의 위나 창자 속에는 가스가 없지만, 태어난 직후에는 위 속에, 15분 후에는 십이지장 속에, 그리고 2시간 후에는 맹장 속에 가스가 나타나며, 3시간 후에는 보통 대장 전체에 가스가 찬다. 그리고, 이러한 가스는 생후 1년 반까지는 소장과 대장 전체에 골고루 분포되어 있다가 6세 이후에는 소장 속의 가스가 감소되고 7~8세경 이후에는 위나 대장 속에만 가스가 있을 뿐, 소장 속의

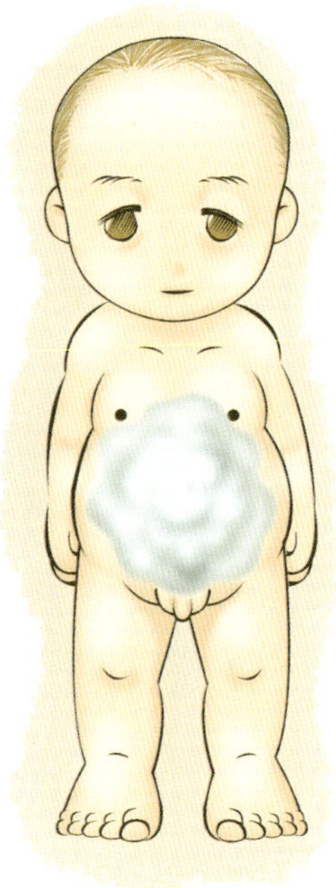

가스는 대부분 없어져 버리는 것이 정상적인 현상이다.

어른의 경우, 방귀로 배출되는 창자내 가스의 총량은 하루에 200~2,000㎖(평균 600㎖), 회수는 8~20회(평균 14회) 정도라고 한다. 그러나 아쉽게도 아기는 배변 회수가 많기 때문에 어른의 경우처럼 정확한 수치가 알려져 있지 않다.

창자내 가스는 어디에서 어떻게 만들어지는 것일까?

먼저, 세 가지의 경로를 생각할 수 있다.

첫 번째 경로는 입으로 공기를 삼킴으로써,

두 번째는 창자 내부에서 생산됨으로써,

세 번째는 혈액을 통한 가스의 확산을 들 수 있다.

한편, 창자내 가스의 성분을 조사해 보면, 대량의 질소가스와 소량의 산소가 주성분이며, 그 외에 이산화탄소, 수소 및 메탄가스가 포함되어 있다. 그리고, 이산화탄소, 수소, 메탄가스의 양은 시기와 상황에 따라서 크게 달라진다.

이러한 가스들 중에서 질소와 산소는 창자 속에서 만들어질 가능성이 없으므로, 들이마신 공기 또는 혈액을 통해서 확산된 것이라고 생각할 수 있는데, 들이마신 공기가 대부분일 것이라고 추측된다. 이에 반해, 이산화탄소는 첫째, 음식물 내에 들어 있는 중탄산염으로부터 유리된 것이거나 둘째, 지방이 대사되는 과정에서 생산된 것이거나 셋째, 탄수화물이 발효되는 과정에서 발생된 것인데, 어떠한 경우이든 창자 내에서 만들어진 것이라고 생각할 수 있다.

또한, 수소와 메탄가스는 음식물의 일부가 창자, 특히 대장 속에서 창자내 세균의 작용으로 발효를 일으키거나 또는 부패를 일으킬 때 만들어진다.

따라서, 방귀로 배출되는 가스의 분량이 많다고 하는 것은 창자 내에서 발효나 부패가 심하게 일어났기 때문만이 아니라, 공기를 많이 삼킨 경우도 해당된다고 할 수 있다.

방귀의 성분에 관한 또 한 가지의 의문점은 그 악취가 무엇으로 인해 발생하는가 하는 점이다. 이에 대해서 옛날에는 단백질이 부패할 때에 발생하는 인돌(indole)이나 스카톨(scatol; 분변)이라는 물질에서 원인을 찾았다. 최근의 연구에서는 이들 외에도 유황화합물이 관여한다는 주장이 제기되고 있지만 아직은 명확하게 밝혀지지 않고 있다.

창자내 가스와 관련된 복통

생후 3~4개월 정도 된 아기가 갑자기 다리를 구부리면서 배가 아프다고 심하게 울기 시작하여 30분 혹은 1시간 동안이나 울음을 멈추지 않는 경우가 있는데, 이것을 '3개월 산통(疝痛)' 혹은 '콜릭(colic)' 이라고 한다. 이 '콜릭' 의 원인은 실제로 불명확하지만, 적어도 그 이유 중의 하나로 창자내 가스를 생각할 수 있는데, '콜릭'대신에 '가스 복통(gas pain)'이라는 병명을 사용하는 사람도 있는 것으로 보아 어느 정도 타당성은 있어 보인다.

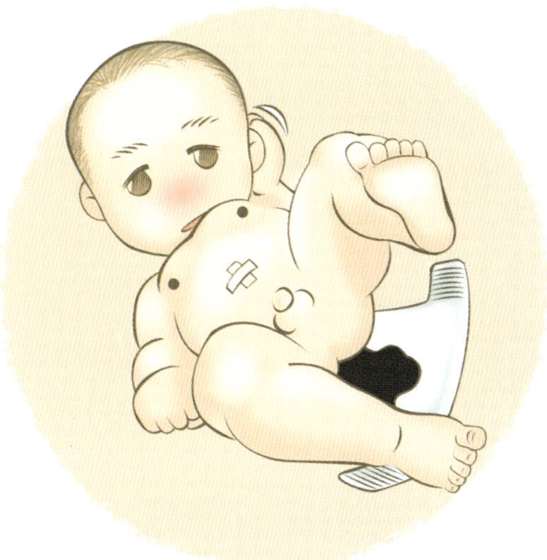

신기한 대변 색깔

소아과 의사가 된 지 얼마 안 된 젊은 의사로부터 태변(배내똥)은 왜 검은 색인가 하는 질문을 받았다. 얼마 전, 그 소아과 의사는 어느 젊은 아기엄마로부터 태변색이 검은 이유에 대해 질문을 받았는데 충분한 답변을 하지 못했다고 하며 정확하게 가르쳐 달라는 것이었다.

태변이란 무엇인가?

태변이란 갓 태어난 아기가 생후 2일 이내에 배설하는 대변으로 끈기가 강하고 검은 빛이 도는 녹색 혹은 검은 빛이 도는 짙은 갈색이라는 것이 특징이다. 영어로는 태변을 'meconium'이라고 하는데 이것은 양귀비의 즙 또는 아편을 의미하는 그리스어,'meconion'에서 유래한 것으로, 흑갈색의 아편과 닮았다고 해서 붙여진 이름이라고 한다.

그러나 이러한 독특한 모양을 한 태변은 곧 선명한 노란색의 유변(젖을 먹고 배설하는 변)으로 바뀐다. 이유를 시작하기 전 모유나 우유만 먹던 시기의 대변 색깔은 이유를 시작하면 또 달라진다.

이유를 시작하기 전 아기의 대변, 소위 유변은 보통 선명한 노란색을 띠는데 드물게는 녹색을 띠는 경우도 있다. 그러나 젖을 떼고 서서히 어른과 같은 음식물을 먹게 되면 대변 색깔도 검은 빛을 띤 황갈색이나 암갈색과 같이 짙은 갈색조로 변해간다.

이와 같이, 연령에 따라 대변 색깔이 변하는 것을 의학적 및 화학적으로 설명하는 것이 간단한 일인 것처럼 생각되지만, 실제로는 그렇게 간단하지 않다. 대변의 색깔을 좌우하는 색소는 담즙에 들어 있는 색소, 즉 담즙 색소들임에는 틀림이 없지만, 그 종류가 많고, 또 그 안에는 불안정한 물질도 포함되어 있으며 또한 대변 색깔을 수치상으로 표현하는 일이 간단하지 않다는 점 등의 이유로 대변 속에 함유되어 있는 색소의 변화와 대변 색깔과의 관련성을 체계적으로 검토한 연구가 없기 때문이다.

하지만, 담즙색소 자체에 대해서는 많은 연구결과가 발표되어 있으니까 그 연구결과와 대변 색깔의 변화를 비교하면서 생각해 보면 연령에 따른 대변 색깔의 변화를 화학적으로 설명하는 일도 불가능한 것은 아닐 것이다.

태변은 왜 검은 색인가?

원래 태변은 뱃속의 태아가 삼킨 양수의 성분과 창자 안에서 분비된 소화액으로 구성되기 때문에 그 색깔이 담즙 내에 함유되어 있는 색소와 비슷하리라는 것은 쉽게 상상할 수 있다. 그리고 실제로 분석해 본 결과, 태변에는 담즙에 함유되어 있는 '빌리루빈'이라는 노란색 색소와, 이 색소의 약 1/10 정도의 "빌리베르딘"이라는 색소가 존재한다는 것이 밝혀졌다.

이 빌리베르딘은 빌리루빈이 산화되어 생긴 검은빛을 띤 녹색의 색소인데, 태변이 검은색 내지 녹갈색으로 보이는 것은 이 색소가 대량으로 함유되어 있기 때문이라고 생각된다.

그러나 태변이 나오는 시기는 생후 며칠 이내의 짧은 기간이며 생후 1주일 이후에는 '유변'을 배설하게 된다. 이 유변은 종종 '황금빛'이라고 표현되는 것처럼 보통은 밝고 선명한 노란색이지만, 때로는 녹색을 띠는 경우도 있고, 또 잠시 방치해 두면 대개 녹색이 더 진해진다.

이와 같이, 생후 2~3개월 정도된 아기의 대변이 '황금색'인 것은 담즙의 색소 성분인 빌리루빈 자체가 대변 속에 다량으로 함유되어 있기 때문이고, 때때로 녹색을 띠게 되는 것은 빌리루빈의 일부가 산화되어 빌리베르딘으로 변했기 때문이다. 빌리루빈의 산화는 대변이 산성일 때에 일어나기 쉬우며 또, 이것은 하나의 생리적인 현상이지 질병의 증상은 아니다.

주로 모유나 우유만을 먹는 아기의 대변은 담즙 내의 색소인 빌리루빈에 의해 보기 좋은 노란색을 띠지만, 이유를 시작한 유아나 어린이, 어른들의 대변에는 빌리루빈이 거의 포함되어 있지 않다. 그 이유는 담즙 중에 배출되었던 빌리루빈이 창자내 세균의 활동에 의해 빠르게 유로빌리노겐류의 화합물이나 유로빌린류의 화합물로 변해 버리기 때문이다. 유로빌리노겐류의 대표 성분은 스테르코빌리노겐과 유로빌리노겐이며, 둘 다 무색이다. 이에 비해 유로빌린류에 속하는 스테르코빌린은 오렌지색을 띤 갈색이며 유로빌린은 갈색의 색소이기 때문에 유아기 이후의 대변 색깔은 이 색소들의 양과 비율에 따라 크게 변한다.

앉지 않는다, 엎드려 기지 않는다

보통의 아기들은 생후 9개월 전후가 되면 배를 깔고 엎드려서 양쪽 손과 발을 이용하여 마루 위를 기어다닐 수 있게 되는데, 그 중에는 앉아서 엉덩이를 조금씩 움직여서 앞으로 나아가는 아기도 있다. 이와 같은 움직임을 '무릎걸음으로 가기' 혹은 '앉은걸음으로 가기'라고 하는데 건강한 아기 중에도 10명 중 1~2명의 비율로 나타나는 현상이므로 그 자체를 특별히 걱정할 필요는 없다.

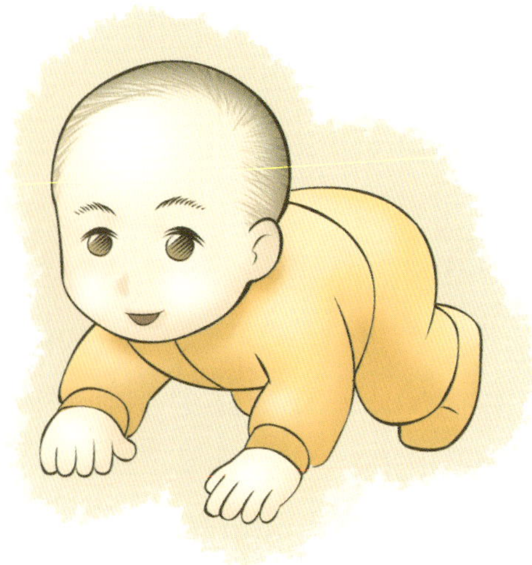

무릎걸음으로 기는 아기

무릎걸음으로 기어다니는 아기들 중에는 혼자 서기나 혼자 걷기를 하는 시기가 현저하게 늦어지는 아기, 즉 영어로 'shuffling children'이 포함되어 있을 가능성이 있기 때문에 이 점은 명심해 두는 것이 좋을 것 같다.

영어의 shuffling은 말 그대로 무릎걸음으로 앞으로 나아가거나 앉은 채로 미끄러지듯이 앞으로 나아가는 것을 의미하는 단어인데, 이러한 상태를 '해리성(解離性) 운동발달'이라고 표현하는 사람도 있다. '해리성'이란, 딸랑이를 손에 들고 놀거나, 가까운 곳에 있는 물건을 손을 뻗어서 잡는 것과 같은 손끝의 섬세한 운동은 정상적으로 발달하는데 비해, 기거나 걷는 것과 같이 움직임이 큰 운동은 불균형적으로 발달이 늦어지는 것을 말한다.

이러한 '무릎 걸음으로 기는 아기(shuffling children)'는 생후 6개월 동안은 엎드려서 자는 것을 싫어하는 경향이 있지만 목 가누기나 손가락 운동 등은 정상적으로 발달한다.

또한, 6개월이 지나 돌이 가까워질 때까지 어딘가에 기대지 않고서는 혼자서 앉지도 못하는 아기가 있다. 이런 아기는 겨드랑이 밑으로 손을 넣어서 세워주어도 발을 사용하지 않고 허공에서 발을 앞쪽으로 뻗어서 '허공에 걸터앉는 것과 같은 자세' 를 취하는 등, 보통과는 다른 증상을 보인다. 그리고 간신히 앉았는가 하면 곧 다시 무릎 걸음으로 기는 행동을 한다.

무릎 걸음으로 기는 아기 중에는 드물지만 뇌성마비나 지진아 등도 포함되어 있고, 반대로, 무릎 걸음으로 기는 것 외에는 특별한 이상을 보이지 않는 아기도 있다. 그러나 유아기의 후반에 접어들어서도 엎드려서 기거나, 혼자 걷는 등의 움직임이 큰 운동의 발달이 늦어져서 걷기를 시작할 때까지 무릎 걸음으로 기는 것이 유일한 이동 수단인 아기도 있다.

그래서 '무릎 걸음으로 기는 아기'가 어떤 과정을 거쳐서 커 가는지에 대해 조사해 보았는데 무언가에 기대지 않고 혼자서 앉을 수 있게 되는 것이 보통의 아기들은 생후 5~9개월인데 비해, '무릎 걸음으로 기는 아기'는 생후 8~13개월이고, 무릎 걸음으로 기기 시작하는 시기는 생후 13개월 전후이며, 이것이 평균 7개월 동안 지속된다. 혼자서 열 걸음 이상 걸을 수 있게 되는 것은 생후 17개월부터 24개월까지의 사이로 보통의 아기와 비교하면 상당히 늦어지는 편이다.

이상은 런던의 '롭슨'이라는 연구자가 조사한 결과인데 다른 연구자들도 이와 비슷한 견해를 보이고 있다. 따라서 어떤 연구자의 보고를 보아도 운동발달이 늦어진다는 것 외에는 완전히 정상적이며 운동의 지연도 곧 회복되기 때문에 전혀 걱정할 필요가 없다고 생각된다.

하지만, 왜 이처럼 특이한 운동발달의 과정을 보이는 것일까? 그 원인에 대해서는 현재 명확하게 알려져 있는 것이 없다. 단지 유전적인 원인과 관련이 있지 않을까 하고 추측할 뿐이다.

"롭슨"의 조사에 의해서도 알 수 있듯이 무릎걸음으로 기는 아기의 부모 60명 중 어릴 때에 똑같이 무릎걸음으로 기었던 사람이 11명이었고, 앉은걸음으로 기는 아기의 형제 43명 중 19명이 역시 앉은걸음으로 기었다는 조사결과가 그러한 추측을 뒷받침해 주고 있기 때문이다.

아기들의 보디랭귀지

일상생활 속에서의 보디랭귀지

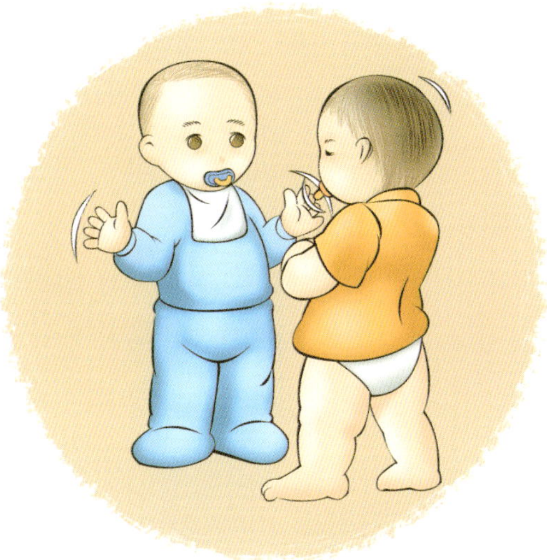

일상생활 속에서 자신의 감정이나 의지, 혹은 의견을 다른 사람에게 전하려고 할 때에는 주로 '말'을 사용하지만, 때로는 몸짓이나 손짓, 발짓을 사용하는 경우도 있다. 이러한 '보디 랭귀지(body language)'중에서 일상생활에서 흔히 볼 수 있는 것은 머리를 위아래로 흔들거나 옆으로 흔들기, 손을 좌우로 흔들기, 어깨를 움츠리기, 양팔로 원모양 만들기, 얼굴 앞에서 양손을 교차하여 'X자' 만들기, 엄지손가락 세우기, 주먹을 가슴에 대거나 머리 위로 치켜드는 승리자세 취하기 등이 있다. 또한, 일반화된 보디랭귀지로는 청각 장애인이 사용하는 '수화(手話)'가 가장 대표적인 것인데, 그 밖에도, 교통정리할 때의 수신호나 야구시합 할 때의 사인 등이 있다.

이와 같이 우리들 주위를 돌아보면, 일상적으

로 보디랭귀지가 많이 이용되고 있다는 것을 알 수 있고, 제스처 게임, 오케스트라의 지휘, 판토마임 등 오락이나 예술 중에서도 보디랭귀지 또는 상징적인 몸짓이 많이 이용된다는 것을 알 수 있다.

아기들도 보디랭귀지를 사용할까? 사용한다면 몇 살 때부터 어떠한 몸짓을 나타내는 것일까 ?

그러나 애석하게도 아기의 보디랭귀지에 대해서는 소아과학 서적은 물론이고 발달심리학 서적에도 언급되어 있지 않다. 그래서 여기에서는 최근의 연구논문을 중심으로 살펴 보겠다.

이 논문의 저자는 유유아가 자연스럽게 습득한 몸짓을 5가지로 분류했다. 즉, 꽃이나 개, 비행기 등의 '물체'를 나타내는 몸짓, 밖에 나가고 싶다거나 음식을 먹고 싶다는 등의 '요구'를 나타내는 몸짓, 뜨겁다거나 크다는 등 물체의 '속성'을 나타내는 몸짓, 질문에 대한 '답변'으로 이용하는 몸짓, 야구시합과 같은 어떤 '사건'을 나타내는 몸짓 등이다. 그리고 생후 16~18개월이 된 유아의 어머니 38명에게 실시한 설문 조사의 결과를 정리해 보았더니 38명의 유아에게서 확인된 총 148회의 몸짓 중에서, '물체' 및 '요구'를 나타내는 몸짓이 각각 62회 및 50회로 가장 많았고 '속성'을 나타내는 몸짓이 30회로 그 다음을 차지했으며, '답변'이나 '사건'에 대한 몸짓은 각각 3회씩으로 가장 적었다고 한다.

꽃을 표현하기 위해서 냄새맡는 동작을, 개를 표현하기 위해서 더위에 헐떡이는 동작을, 그리고 비행기를 표현하기 위해서는 양팔을 펴 보였다는 것이다. 그 외에, 밖에 나가고 싶다는 표현은 문의 손잡이를 돌리는 동작으로 나타냈고 어떤 물체가 뜨겁다는 것은 입김을 내뿜으면서 뜨거운 것을 식히는 동작으로 나타냈다.

흥미로운 사실은, 몸짓으로 '물체'를 표현할 경우에도 그 물체의 형태를 표현하기 보다는 그 물체의 기능적인 특징을 몸짓으로 나타낸 경우가 많았다는 점이다. 예를 들어, 뛰어 오르는 동작으로 토끼나 말을 표현하거나, 눈을 가림으로써 태양을 표현하거나, 물건을 던지는 동작으로 공을 표현했다.

보디랭귀지가 나타나는 시기

이처럼 자연스럽게 배워서 익힌 보디랭귀지는 몇 살쯤부터 나타나기 시작하는가?

그것은 생후 1년 2개월부터 1년 6개월 사이에 나타나기 시작하는 것으로 보인다.

이 시기는 말이 발달하기 시작하는 시기에 해당되므로 몸짓을 통한 회화와 말을 통한 회화의 발달이 서로 관계가 있는 것으로 보인다. 이 논문의 집필자도 이 점에 주목하여 아기들이 말할 수 있는 단어의 수와 표현할 수 있는 상징적인 몸짓의 수와의 상관관계를 조사하였는데 이 둘 사이에는 밀접한 관계가 있으며 말을 통한 회화와 몸짓을 통한 회화는 서로 비례적으로 발달한다는 결론을 내렸다.

한편, 아기가 자연스럽게 습득하는 보디랭귀지의 발달에는 부모의 요구에 아기가 반응하고, 반대로, 아기의 요구에 부모가 반응하는 식으로 부모와 자식 사이의 '상호작용'이 깊은 관련이 있다고 서술하고 있다.

어쨌든, 아기들이 몸짓으로 나타내는 '사인(sign)'을 이해하려고 노력하는 것은, 아기 키우는 즐거움을 더해주며 부모와 자식간의 정을 더욱 두텁게 하는 역할을 한다고 생각한다.

생후 1년 이후의 발달지표

아기의 발달에 관해 서술된 책들을 보면 '발달의 마일스톤(milestone)'이라는 표현이 자주 등장한다. 고속도로 등에서 우리는 거리를 적어 놓은 이정표를 흔히 볼 수 있다. 외국에서도 옛날에는 도로변을 따라 목적지까지 몇 마일인지를 나타낸 돌기둥을 곳곳에 세웠었는데, 이것을 마일스톤(milestone)이라고 한다.

따라서, 발달의 마일스톤이라고 하면 아기의 발달이 어느 단계까지 진행되었는지를 판단하기 위한 표석(標石) 또는 기준을 의미하므로, 우리말로 '발달지표'로 옮겨 보았다.

그 중에서 생후 1년까지의 발달지표는 대부분 잘 알고 있으리라 생각한다.

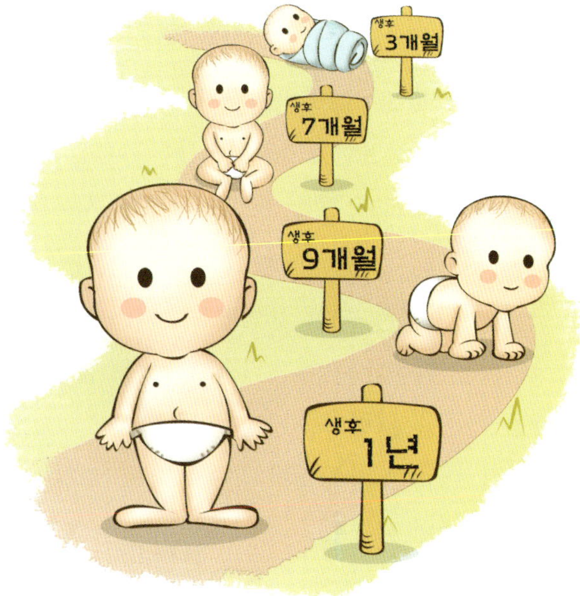

예를 들어, '목을 가누고 안정된 자세를 보이는 시기는 생후 3개월, 혼자서 앉을 수 있는 시기는 생후 7개월, 엎드려 길 수 있는 시기는 생후 9개월, 혼자 걸을 수 있는 시기는 생후 1년' 등과 같은 상식화된 지식은 아기를 처음으로 키우는 분들도 잘 알고 있으리라 생각한다.

그러나 생후 1년이 지나고, 2살, 3살의 유아기로 접어들면 무엇을 기준으로 해서 아기의 발달을 평가해야 하는지 불안해진다.

그래서 생후 1년 이후의 발달지표를 몇 가지 골라 열거해 보기로 하겠다.

생후 1년 이후의 발달지표

생후 1년 이후의 발달지표로서 자주 이용되고 있는 운동능력 혹은 동작에는 계단 오르내리기가 있다.

기어서 계단을 올라가는 것은 생후 15개월,

반대로, 등을 돌리고 기어서 계단을 내려가는 것은 생후 18개월 내지 23개월,

다리를 끌면서 계단을 올라가는 것은 생후 2년,

다리를 끌면서 내려가는 것은 생후 2년 1개월,

일반적인 보행동작으로 계단을 오르내리는 것은 생후 2년 6개월,

이라는 기준으로 아기의 운동발달이 순조롭게 진행되고 있는지의 여부를 판단할 수 있다.

여기에서, 아기의 계단 오르기에 대해서 '다리를 끌면서'라든지 '보행 동작으로'라고 표현했는데, 예를 들어, 오른발을 첫 번째 계단에 걸치고 다음으로 왼발도 같은 첫 번째 계단으로 가져가며, 다음으로 오른발을 두 번째 계단, 이어서 왼발도 두 번째 계단으로 가져가는 식으로 올라가는 것을 '다리를 끌면서' 라고 표현했다.

이에 비해서 '보행 동작으로' 라는 것은 우리 어른들이 보통 걷는 동작, 처음에 오른발을 첫 번째 계단에 올려놓은 후, 왼발을 두 번째 계단에 올리고 이어서 오른발을 세 번째 계단에, 왼발은 네 번째 계단으로 좌우의 발을 번갈아 사용하여 계단을 올라가는 것을 의미한다.

계단 오르내리기와 같이, 첫 돌이 지난 아기의 발달지표로 사용되는 운동능력에는 한쪽 다리로 서기와 한쪽 다리로 뛰어오르기가 있다. 이 중, 한쪽 다리로 서기에 대해서는, 한쪽 다리로 5초간 설 수 있게 되는 시기는 평균 3.3년이며 10초간 설 수 있게 되는 시기는 평균 4.7년이다.

또한, 한쪽 다리로 뛰면서 앞으로 나아가는 동작이 가능해지는 것은 생후 3년 7개월경이고, 좌우의 발을 서로 교대하면서 뛰어 앞으로 나아가는 동작, 소위 'skip'이 가능해지는 것은 생후 5년 7개월경이다.

흔히 '한쪽 다리로 뛸 수 있게 되면 혼자서도 놀 수 있다'고 하는데 한쪽 다리로 뛰는 것과 혼자서 노는 것 사이에 특별한 인과관계가 있는 것은 아니지만 만 3년 6개월이 지나면 확실히 이 두 가지를 모두 할 수 있게 된다.

이상으로 다리의 운동발달 기준을 살펴보았는데, 팔의 운동발달지표로 자주 사용되고 있는 것으로는 공 던지기가 있다.

물론, 공을 던지거나 받는 동작이 가능한지의 여부는 어느 정도로 크고 단단한 공을 사용하는가에 따라 크게 좌우되는데, 아주 간단하게 말하면 서투른 솜씨로 공을 던질 수 있는 시기는 생후 2년 7개월 내지 3년, 멋지게 공을 던질 수 있는 시기는 생후 3년 6개월, 직경 10cm 정도의 부드러운 공을 받을 수 있게 되는 시기는 생후 5~6년이라고 한다.

이상은 동작별로 본 발달지표였고, 다음은 연령별로 가능한 동작들을 정리해 보겠다.

연령별로 가능한 동작

생후 1년 6개월이 되면 양발로 뛰어 오르거나 한 손으로 난간을 잡고 계단을 올라갈 수 있으며, 숟가락을 사용할 수 있게 된다.

생후 2년이 되면 혼자서 계단 오르기, 달리기, 문의 손잡이 돌리기, 그리고 신발 벗기가 가능해진다.

생후 3년이 되면 한쪽 다리로 설 수 있게 된다. 또 어른의 도움이나 조언이 약간 필요하지만 혼자서 옷을 입고 벗을 수 있게 된다.

생후 5년이 되면 뛰기(skip)와 뒤로 걷기가 가능해지고 옷을 입고 벗는 동작도 능숙해진다.

초조기교육

옛날 필자가 초등학생이던 시절에는 취학 전에 자기 이름을 쓰거나 글자나 숫자를 읽을 줄 아는 아이는 극히 드물었다. 그러나 지금은 반대로 취학 전에 글자나 숫자를 읽지 못하는 아이가 극히 드물다.

놀라운 것은, 이렇게 교육을 시작하는 연령이 점점 더 낮아진다는 것이다. 토쿄대학 교육학부의 시오미(汐見稔幸) 조교수의 저서인《초조기교육, 이대로 괜찮은가?》(大月書店, 1993)에 의하면 토쿄 시부야(澁谷)의 어느 한 구(區)에만 태아교육시설이 1개소, 0세아 전문교육시설이 2개소, 1세아 중심교육시설이 6개소, 2세아 중심교육시설이 9개소나 된다고 한다.

그러나 초조기(超早期)교육에 있어서 가장 큰 문제가 되는 것은 태아나 태어난 지 얼마 되지 않은 유아의 학습 능력일 것이다.

태아나 유아에게 무엇인가를 가르치는 것이 좋다고는 해도, 이 아기들이 주위로부터의 가르침을 받

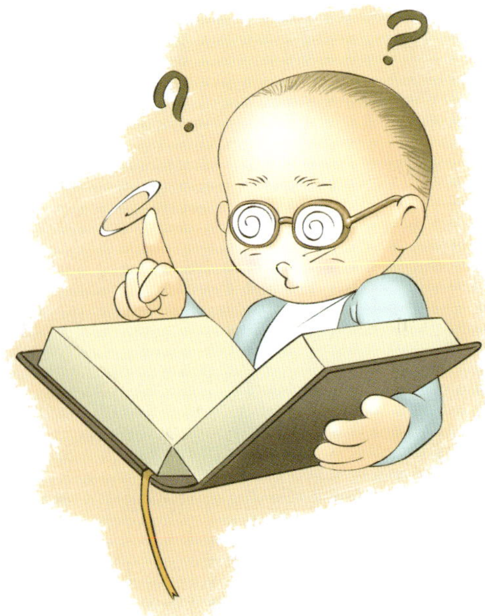

아들일 능력이 없다면 애써서 가르친다고 해도 아무런 도움이 되지 않기 때문이다.

신생아의 인지능력

이 문제와 관련하여 신생아의 인지능력, 즉 본 적이 있는 사물을 구별해 낸다든지 귀에 익은 소리를 구별해 내는 능력에 대해 주목해 보면, 이전에는 신생아가 빛이나 소리를 느끼긴 해도 그 성질까지 식별해 내지는 못한다고 알려져 있었는데 최근에는 신생아에게도 사물의 형태를 구별한다든지, 소리의 성질을 식별할 수 있는 '인지능력'이 어느 정도 갖추어져 있다는 새로운 사실이 밝혀졌다.

어느 연구자는 생후 1주일 이내의 신생아에게 사람 얼굴의 모식도나 얼굴의 윤곽만을 그린 그림 등 6종류의 그림을 보여주고 각 그림에 주목하는 시간을 측정해 보았는데, 사람의 얼굴이나 얼굴과 비슷한 형태의 사물을 그린 그림에 주목하는 시간이 길었다고 한다. 그것은 신생아가 각기 다른 형태의 그림들에 대해서 각기 다른 반응을 보인다는 것, 다시 말해 서로 다른 형태를 시각적으로 구별하고 있다는 것을 보여주고 있기 때문에 신생아에게도 시각적 인지능력이 있다고 생각된다.

신생아의 모방능력

그리고, 신생아가 어머니의 목소리를 식별할 수 있다는 것도 몇 명의 연구자들에 의해 증명되어 있다. 더욱이, 신생아는 혀를 내밀거나 입을 뾰족하게 내밀거나 입을 벌리는 등 어른의 표정을 어느 정도 흉내낼 수 있다. 그 밖에 신생아에게서는 조건반사를 만들어 낼 수도 있다.

신생아의 기억능력

기억에 관해서도 태아나 신생아는 어떤 종류의 기억능력을 갖고 있다는 것이 여러 사실로부터 추정되어 《탄생을 기억하는 아기들》이란 단행본까지 출판되어 있다.

태아 때부터 교육을 시작하여 생후 85일 째에 젖 달라는 말을 하게 되었고 생후 1년 11개월이 되자 교과서를 읽었으며, 2세 6개월에 일기를 썼다는 어떤 아이에 대한 어머니의 수기가 발표되어 있기는 하지만, 좀 더 많은 사례를 수집해 보아야만 이러한 초조기(超早期)교육의 효과에 대해서 확실하게 말할 수 있을 것 같다.

초조기교육의 효과

위와 같은 사항들을 정리해 볼 때, 초조기교육을 통해서 어떤 효과는 기대할 수 있다고 생각된다. 그러나 신생아의 인지능력, 모방능력, 기억능력과 함께 학습능력이 3, 4세 이후의 유아에게 나타나는 다른 능력들과 완전히 똑같다는 것을 현재로서는 증명할 수 없다. 오히려 필자는 서로 성격이 다른 능력이라고 추측하고 있기 때문에 초조기교육의 효과는 앞으로 검토해야 할 과제이다.

즉, 초조기교육에 대하여 명쾌한 결론을 내리는 것은 곤란하지만 자신의 아기에게 너무 일찍부터 교육을 시작하는 것을 무조건 비난하는 것은 옳지 않다고 생각하며, 반대로 무슨 일이 있어도 "초조기교육"을 시켜야 한다는 생각 또한 옳지 않다고 생각한다.

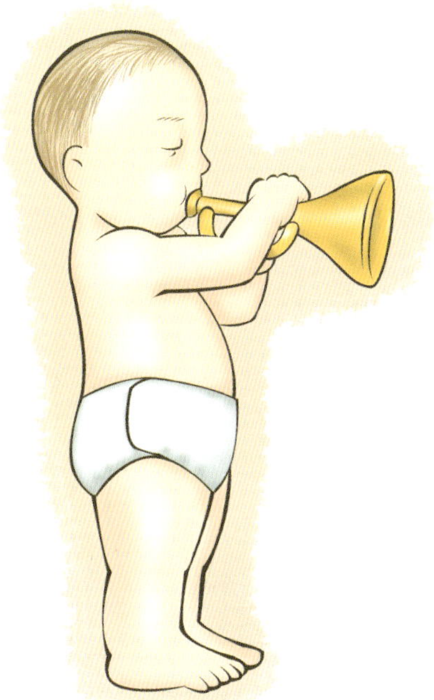

음악적 능력의 발달

리듬이나 멜로디를 이해하는 능력

부엌에서 강판에 무를 갈고 있던 집사람이 갑자기 일하던 손을 멈추고 웃기 시작했다. 이유를 묻자 옆에 있던 손자가 무 가는 리듬에 맞춰서 엉덩이를 흔드는 모습이 우습다는 것이었다. 다시 무를 갈기 시작하자, 이제 겨우 돌이 지난 손주 녀석이 집사람의 치맛자락을 붙들고 서서 무 가는 리듬에 맞추어 엉덩이를 위 아래로 흔드는 것이었다.

그러고 보니, 손자는 이미 2, 3개월 전부터 안아서 위 아래로 몸을 흔들어 주면 즐거워했고 리듬이 확실한 음악이 들려오면 그 박자에 완전하게 맞추지는 못하더라도 나름대로 자신의 박자에 맞추어 율동적으로 몸을 흔들곤 하였다.

역시 아기들도 리듬을 이해하는 능력이 있구나 하고 감탄한 적이 있다.

리듬이나 멜로디를 알아듣고 이해하거나 표현하는 능력의 발달에 대해서 쓴 책을 찾아보았더니, '아놀드 게젤'이 쓴 《유유아의 발달과 지도》라는 책 중에 생후 7개월(28주)된 아기에 대해 다음과 같이 쓴 구절이 있었다.

"리듬을 좋아해서 누군가가 무릎 위에 놓고 얼러서 춤을 추게 하면 좋아한다."

이것은 아기가 몸으로 느끼는 리듬에 관한 것으로, 귀에 들리는 리듬을 이해한다는 증거는 되지 않는다. 그러나 같은 책에서 생후 18개월 된 아기에 대해 "음악이 들리면 온몸을 움직여서 율동적으로 반응한다."라고 쓴 것으로 보아, 이 나이가 되면 음악의 리듬을 알아듣는 능력이 발달된다는 것을 알 수 있다.

그렇다고는 하나, 이 나이의 아기는 단지 율동적으로 손과 발 그리고 몸을 움직이는 것일 뿐, 들려오는 음악의 리듬에 맞춰서 몸을 정확하게 움직이는 것은 아직 불가능하다고 생각된다. 정확하게 음악의 리듬에 맞춰 손뼉을 치거나 걷거나 하는 동작이 가능해지는 나이는 '도쿠다(德田久子)'씨가 말한 것처럼 3세경이라고 생각된다.

한편, 멜로디를 이해하는 능력이나 표현하는 능력에 대한 자료를 조사해 보면 멜로디를 이해할 수 있게 되는 나이는 생후 6개월경이라고 한다. 그러나 이것은 정밀한 방법으로 조사하여 얻어낸 결과이고, 보통의 어른들이 보기에 '이 아이가 멜로디를 이해하는 능력이 있구나' 하고 생각하게 되는 것은 1세 이후이다. 생후 1년이 지나면 음악을 듣고 그 멜로디와 비슷한 소리를 내는 아기가 나타나기 시작하는데, 앞에서 소개한 게젤의 책에도 '생후 18개월 된 아기'에 대해 기술한 부분에서 "기분이 내키는 대로 콧노래를 부르기도 하고, 노래의 한 소절을 부르기도 한다" 라고 쓰여 있다.

노래의 멜로디를 흉내낸다고 하는 것은 그 멜로디를 이해한다는 증거이지만 노래를 부르는 것, 즉 멜로디의 표현 능력에 주목해 보면 2세를 전후해서 간단한 노래에 한해서, 곡 전체를 대충 부를 수 있는 아기가 나타나기 시작하며, 3세가 지나면 절반 이상의 아기가 한 곡 전체를 부를 수 있게 된다. 그러나 어른의 입장에서 볼 때 제대로 불렀다고 느낄 정도는 아니다.

어쨌든, 이 경우에 아기가 흉내를 내는 것은 멜로디만이 아니다. 가사나 리듬도 비슷하게 흉내내어 부르는데 일반적으로 처음에는 가사를 흉내내고 다음에는 리듬을 흉내내며 마지막으로 멜로디를 원곡과 비슷하게 흉내낸다. 즉, 멜로디를 흉내내는 것이 가장 늦게 발달한다.

이상으로 아기의 음악적 능력의 발달에 대하여 살펴보았는데, 마지막으로 만 1세에서 6세까지의 유아기의 음악교육에 대해서 간단하게 언급해 보려고 한다.

유아기의 음악교육

요즈음에는 아주 어릴 때부터 피아노나 바이올린을 가르치는 부모들이 있는데, 유명한 연주가들 중에는 초등학교에 입학할 정도의 나이 때부터 연습을 시작한 경우가 많은 것으로 보아 빠르면 빠를수록 좋다는 생각이 반드시 옳다고는 할 수 없다.

그러나 영국의 소아과 의사인 '일링워스' 가 음악가를 비롯한 많은 유명인의 성장 기록을 조사하여 얻은 결론처럼, 아무리 어려도 연습하는 것을 즐겁게 받아들인다면 빨리 시작하는 것보다 더 좋은 방법은 없을 것이다.

훈련, 예의범절을 가르치는 시기

임계현상

"쇠는 뜨거울 때 두드려라"라는 말이 있는데 아기에게 어떤 훈련이나 예의범절을 가르치는 데에 있어서도 마찬가지일 것이다.

사람이 태어나서부터 여러 가지 능력을 습득해 가는 과정에도 적당한 시기가 있기 마련이다. 어느 시기에는 습득하기 쉽지만 그 시기가 지나면 습득하기 어려워지는 현상, 소위 '임계현상' 이 존재하기 때문이다.

원래, 임계현상이라는 말은 20세기 초에 발생학 혹은 기형학의 영역에서 사용되기 시작한 말이다.

발생학에서는 수정란이 분열을 반복하여 사람과 같은 모습을 갖추어 가는 초기 단계, 즉 얼굴, 손, 발, 내장 등의 외형이 완성되기 이전의 시기를 태아기라고 하는데, 약이나 방사선 같은 외부로부터의 장애 요소에 의해 기형이 되는 것은 태아기

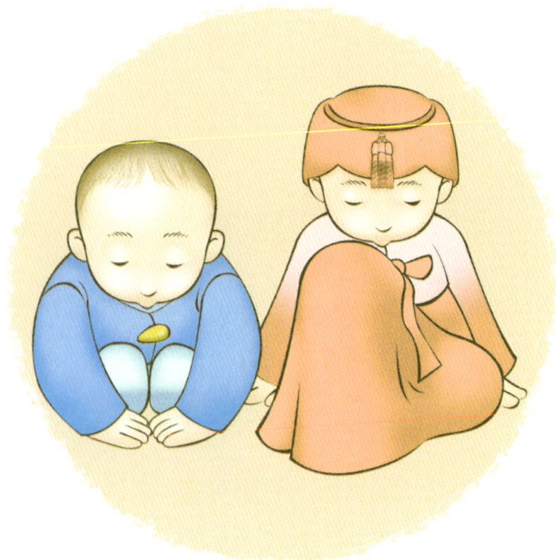

에서만 한정적으로 나타나는 현상으로, 이 시기를 넘어서면 기형이 형성될 위험은 거의 없다.

예를 들어, 팔이나 다리는 수정 후 4주경부터 만들어지기 시작하여 8주경에는 5개의 손가락과 발가락까지가 거의 완성된다. 예를 들어, 진정최면제인 탈리도마이드(Thalidomide)를 이 기간 중에 복용하면 사지 기형이 초래될 위험성이 있지만, 이 시기가 지나면 같은 약을 복용한다 해도 기형이 초래될 위험은 없는 것이다.

발생학과 기형학의 영역에서 임계현상이라는 것은 이러한 현상을 가리키는 것이다. 그리고, 이 임계현상이 나타나는 시간적인 구간, 때로는 시간적인 경계를 '임계기'라고 한다.

그러나 그 후에도 부모와 자식 사이에 사랑하고 아끼는 마음이 만들어지는 소위, 애착형성 과정이나 다양한 신경 및 정신기능을 습득해 가는 과정에서도 이와 비슷한 현상이 나타난다고 밝혀졌다. 기러기나 물오리처럼 비교적 성숙된 상태에서 부화하는 조류의 경우, 부화된 직후 가장 먼저 본 대상을, 그 대상이 생물이든 무생물이든 간에, 그 후에도 오랫동안 따라다닌다고 알려져 있다. 이것은 첫 인상이 마음속 깊이 각인된 결과라고 생각되는데, 이것을 '각인하기' 혹은 'imprinting'이라고 하여, 일반적으로 말하는 '학습'과는 구별해서 사용하고 있다.

그리고, 이러한 '각인하기'는 조류만이 아니고 포유동물의 어미와 새끼의 결속, 어미와 새끼의 '애착 형성'에도 중요한 역할을 한다. 새끼를 낳은 직후 어미에게서 떼어 놓은 새끼는 며칠 후에 다시 어미 곁에 되돌려 놓아도 젖을 주려고 하지 않는다는 연구결과가 있기 때문이다. 어쨌든, 이러한 '각인하기'는 사람 이외의 동물일 경우, 생후 며칠 이내에만 나타나는 현상으로 확실한 임계기가 존재한다.

임계기의 중요성

사람의 경우에도 출생 후 모자간의 접촉이 유대관계를 형성하는 데 중요하다는 점은 같지만, 동물처럼 출생 후 몇 시간 혹은 며칠간과 같은 짧은 기간이 아니며, 경계 또한 확실하지 않다. 따라서, 임계기라는 말보다는 '민감기'라는 말이 더 적합할지 모르겠다.

모자간의 '애착 형성' 외에도 신경기능의 획득이나 기술적 기능의 습득에 있어서 임계기 혹은 민감기가 두드러지게 관찰되는 경우가 몇 가지 있다.

예를 들어, 형태가 있는 음식(고형식)을 씹어먹는 운동, 즉 저작운동을 습득하는 데는 확실한 임계기가 있다.

태어나서 오랫동안 어떤 사정 때문에 우유와 같은 유동식만 먹였던 아기에게 생후 1년이 지나고부터 고형식을 주면 씹어 삼키지 못하며 또한 저작운동의 습득도 곤란하다는 것이 논문을 통해 발표되었고 필자 자신도 그러한 경우를 본 적이 있다.

상당히 오래전 이야기인데, 아기에게 다양한 높이의 소음을 들려주고 그것이 피아노 건반의 어느 음에 해당하는지, 음의 이름을 말하도록 하는 '절대음감 교육'이라고 하는 일종의 음악교육이 유행했던 적이 있다. 이러한 교육이나 훈련이 아기에게 유용한 것인지의 여부는 잘 모르겠지만, 이러한 종류의 '청각적 식별' 능력은 생후 3년경까지 습득되는 기능이라는 것, 이 시기가 지나면 습득하기가 점점 어려워진다는 것은 잘 알려진 사실이다.

양쪽 눈으로 사물을 보는 기능 획득의 임계기 또는 민감기도 생후 3년간이라고 알려져 있다. 세 살이 훨씬 지난 후에 선천성 사시(斜視) 수술을 받은 경우에는 외적으로는 사시가 치유된 것처럼 보이지만 양쪽 눈의 시각기능은 치유되지 않은 채 장애가 그대로 남아서 약시의 상태가 지속된다.

모국어 이외의 외국어를 모국어처럼 유창하게 말할 수 있는 상태를 'bilingualism'이라고 하는데, 이 bilingualism의 임계기는 만 2세부터 12세까지로 추정된다.

귀여운 반항아

막내딸이 얼마 전에 두 살 된 아들을 데리고 우리 집에 놀러 왔다. 다른 아이에 비해 말이 조금 늦어서 걱정을 했는데, 최근 들어 갑자기 말을 잘한다고 한다. 그 날도 "할아버지, 하늘나라로 가셨다"라고 외쳐서 깜짝 놀랐다. 최근에 돌아가신 친할아버지에 대해서 어른들이 하던 말을 흉내낸 것이겠지만, 그렇다고 해도, 바로 최근까지 몇 개의 단어밖에 몰랐었는데 어느새 3개의 단어로 문장을 구성해서 말하는 것이었다.

말이 능숙해진 것은 기쁜 일이지만, 무엇이건 반대로 말하는 것은 참으로 듣기 괴로운 일이었다. 먹으라고 하면 "안 먹어", 자라고 하면 "안 자"라고 거부한다. 추우니까 스웨터를 입으라고 하면 "안 입어"하며 거부하고, 맵다고 하면 "달아"하고 대꾸한다. 마치 반대말 사전을 암기해서 말하는 것처럼 보였다.

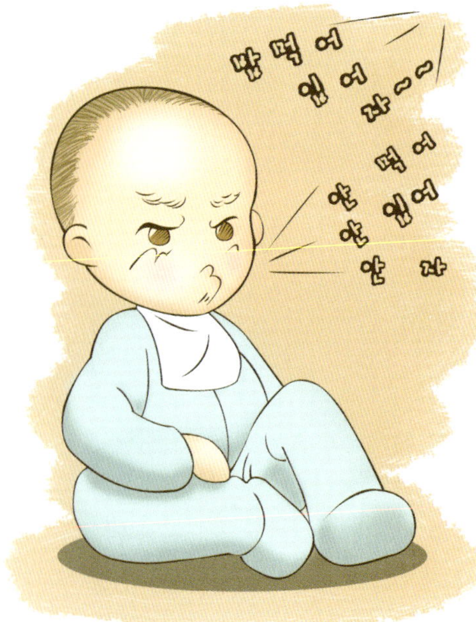

그 뿐만이 아니다. 과자를 맛있게 먹고 있어서 맛있느냐고 물으면 "훌륭해"라고 대답한다. "훌륭해"가 아니고 "맛있어"라고 고쳐주면 재미있다는 듯이 또 "괜찮아"라고 한다. 건방지게 다리를 꼬고 의자에 앉아 있는 모습이 너무 귀여워서 아내가 무심결에 "아이 귀여워라"하고 말했더니 "멋있어"하고 고쳐 말하는 것이었다. 정말 어처구니없는 심술꾸러기이다.

옛날에 어떤 심술꾸러기가 있었는데, 산에 가서 밤을 주어 오라고 하면 바다에 가서 조개를 주워 오고, 바다에 가서 조개를 주워 오라고 하면 산에 가서 밤을 주워 왔다. 그래서 어느 날, 밤이 먹고 싶어서 반대로 바다에서 조개를 주워오라고 했더니, 그 날은 정말로 바다에 가서 조개를 주워 왔다는 이야기가 생각났다.

그러나 이것은 1세 반에서 3세 정도의 유아들에게서 흔히 볼 수 있는 일반적인 현상이다. 20세기 초에 유아 대상의 지능검사를 고안했던 "비네", "빌러", "게젤" 등의 심리학자들이 처음으로 이러한 현상을 발견하였다. 아기들에게 지능검사 테스트를 위해 여러 가지 동작을 하게 했더니 그것을 거부하거나 또는 거기에 반항하는 행동들이 두드러지게 나타났던 것이다. 그래서, 독일의 심리학자들이 이 시기를 'Trotzalter(반항연령)'라고 표현하였다. 영어에서도, 여기에 해당되는 'spite period', 'period of resistance' 등의 용어가 없는 것은 아니지만, 영어로 된 책에는 단순히 유아의 'negativism(거절증)'이라고 표현하는 경우가 많다.

거절증은 자아발달 현상

거절증은 어린 아이의 성장과정에서 나타날 수 있는 정상적인 현상으로, 나는 나, 타인은 타인이라는 식의 자아발달 현상이다.

분명히 이 나이의 아이들 중에는 어른들의 지시나 명령에 말대꾸를 할 뿐만 아니라 독립적인 태도를 보이는 경우가 있다. 예를 들어, 어머니가 아이를 무릎 위에 앉혀서 진찰을 받게 하려고 하면, 어머니를 밀어젖히고 자기 혼자서 의자에 앉으려고 하는 아이가 있다. 그렇다면 거절증은 자아나 독립심이 발달했다는 표현이므로 오히려 기뻐해야 할 현상인지도 모른다. 독일의 유명한 심리학자인 "헤셀"은 거절증이 약한 아기는 장래에, 온순하기는 하지만 의지가 약한 사람으로 성장할 위험성이 있다고 주장하였다. 어쨌든, 부모의 최대 관심사는 아기의 거절증에 대해서 어떻게 대처해야 하느냐 하는 점일 것이다.

이에 대해서 영국의 소아과 의사인 '일링워스'는 《Normal child(정상아)》라는 책의 개정판에서 다음과 같은 귀중한 제언을 하였다. "아기가 무슨 일에나 반대하는 것은 그런 행동을 통해 자신의 존재를 알리는 한편, 자주독립을 선언하는 것이므로 조금도 이상한 일이 아니며 오히려 이것을 가정교육에 이용해야 하고, 칭찬을 자주 해서 다른 사람에게 의지하지 않도록 격려해 주는 것이 좋은 방법이다."

그래서 아이의 의지와는 반대로 강압적으로 무엇인가를 시키려고 한다거나 아이의 거절증에 대해 걱정하는 모습을 보이는 것은 오히려 문제의 해결을 지연시키는 결과를 가져온다.

마지막으로 유아에서 나타나는 거절증의 경과를 보면, 거절증 그 자체는 그다지 오래 지속되는 것이 아니어서 늦어도 4세경에는 없어진다.

초반부에서 이야기했던 필자의 손자도 반년쯤 지난 후부터는 반대로 말하는 습관이 없어져 안심이 되기는 하였으나 한편으로는 아쉬운 느낌이 들었다.

최초의 기억

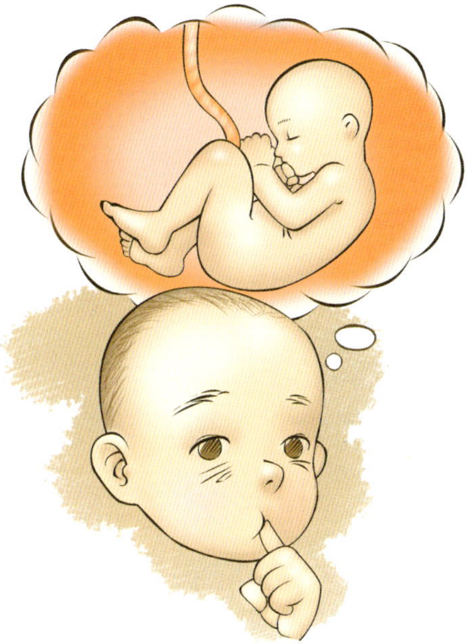

우리가 과거의 기억을 더듬어 올라간다면 몇 살 정도까지의 일을 기억해 낼 수 있을까? 인간의 최초의 기억은 대개 몇 살쯤에 형성될까?

필자의 경우, 최초의 기억은 만 3세 때에 경험한 관동대지진이다. 지진이나 화재에 대한 공포는 성장한 후에 부모님이나 주위의 사람들을 통해서 들었을 뿐, 아무런 느낌도 남아 있지 않지만, 마당에 모기장을 치고 잠자던 일, 주먹밥과 단무지를 맛있게 먹던 일 등이 생각난다. 마당에서 잤던 일은 나중에 들었던 이야기를 마치 내 기억인 것처럼 착각하고 있는 것인지도 모르겠지만, 주먹밥과 단무지의 맛은 실제로 체험했던 사람만이 알 수 있는 감각이니까 나중에 다른 사람을 통해서 전해들은 이야기는 아닐 것이라고 생각한다.

필자뿐만 아니라 많은 사람들이 최초의 기억으로 3세 전후, 즉 2세부터 4세 사이의 일을 기억한다고 생각하고 있는 것 같다. 예를 들면 '오오카쇼헤이(大岡昇平;일본의 작가)' 의 자서전《유년(幼年)》에서는 공터에서 놀고 있는데 비가 내리기 시작하여 어머니가 우산을 갖다 주셨던 일을 3세 때의 기억이라고 하였으며 어느 겨울날 아침에 추위 때문에 손이 얼어 아프다고 울면서 어머니에게 다가갔던 기억을 4세 때의 기억이라고 하였다.

그런데, '미시마유키오(三島由紀夫)'나 '키노시타쥰지(木下順二)'는 작품 속에서 자신들이 세상에 태어났을 때의 일을 또렷하게 기억하고 있다고 주장하고 있다.

'미시마유키오'의 소설《가면의 고백》은 세상에 태어났을 때의 일, 특히 목욕물을 담았던 나무대야의 나무결이 햇빛을 받아 황금색으로 빛났다는 것 하며 물 표면에 작은 물결이 일어났고 그 물결들이 서로 부딪쳤던 일 등을 기억하고 있다는 내용으로 시작되고 있다.

또한, '키노시타'는『본향(本鄕)』이라는 작품 속에서 자기가 세상에 처음 태어났을 때에 피아노 소리가 났었고, 형이 잠시 멈춰 서 있었으며 발과 비슷한 낡은 칸막이가 가려져 있었던 일 등을 분명히 기억하고 있다고 쓰고 있다. 그리고, 그 칸막이는 자신이 철들 무렵에 버렸기 때문에 성장한 후의 경험을 출생시의 기억으로 착각한 것은 아니라고 말하고 있다.

이들 두 작품은 모두 '자전적 소설'이지만, 어디까지나 소설이므로 이것들을 증거로 해서 태어났을 때의 일을 기억하는 경우가 있다고 주장하는 것은 무리라고 생각한다.

그러나 최근에 읽었던《출생을 기억하는 아기들》이라는 책을 통해 태어났을 때를 기억하는 경우도 있을 수 있겠다고 생각하게 되었다.

이 책은 단지 많이 팔기 위해서 집필한 흥미 본위의 책이 아니라는 것은 학문적인 기술방식에 있어서나, 이 책의 저자인 챔벌레인 박사가 '북아메리카의 출생전·주산기(周産期) 심리학 협회'의 부회장직을 맡고 있는 심리학자일 뿐만 아니라 '국제 최면학회' 에도 소속되어 있는 최면요법의 연구가인 점을 보아도 알 수 있다.

이 책의 내용을 보면, 2세 혹은 4세의 유아 중에는 출생시의 모습을 기억하는 아이가 적지 않으며, 또한 유아기가 지난 아이나 청년들의 경우, 평상시에는 태어났을 때의 일을 기억해 내지 못하지만 최면상태에 빠지면 출생시의 기억을 되살리는 경우가 많다고 한다.

만약 이것이 사실이라면 '미시마유키오'나 '키노시타쥰지'는 자기최면에 빠진 상태에서 태어났을 때의 일들을 기억해 냈거나, 아니면 자기최면에 빠지기 쉬운 사람들이었을 것이라고 상상해 본다.

그렇다고 필자가 '챔벌레인 박사'가 쓴 책의 내용을 모두 그대로 믿는 것은 아니다. 오히려 같은 '기억'이라는 말로 표현되고 있기는 하지만, 다시 말해, 출생시의 기억과 우리들이 일상적으로 말하는 기억은 서로 성질이 다른 것이 아닌가 하는 생각이 든다.

왜냐하면, 걷거나 헤엄치는 것과 같은 동작의 발달에 대해서 생각해 보아도 신생아의 원시보행이나 유영(헤엄치며 노는 것)이 형태는 비슷하지만, 그 배후에 있는 신경계의 메카니즘은 통상적인 것과는 성질이 다른 것으로 생각되며, 일반적으로 우리들의 신경기능이 발달해 가는 과정에서도 이와 유사한 경우가 적지 않기 때문이다. 따라서 기억도 이와 같은 이치가 아닐까 하는 생각이 든다.

하지만, 갓 태어난 아기들도 태어났을 당시의 체험들이 우리들이 말하는 기억과 유사한 일종의 흔적으로서 오랫동안 남아 있을 수 있다면 아직 철이 들지 않은 아기에 대해서도 불쾌한 경험은 피하게 하도록 배려해야 한다고 생각한다.

기억의 발달

이제 곧 3살 반이 되는 손자가 이번 설날 연휴에 우리 집에 와서 며칠간 지낸 적이 있다. 잠깐 못 본 사이에 많이 자라, 자기가 본 만화 영화에 대한 이야기도 곧잘 하였다. 색깔 이름도 빨간색, 파란색, 초록색, 오렌지색, 분홍색 등 5~6 가지의 색깔을 정확하게 표현하였다.

그러던 중에 갑자기 물놀이를 했다는 둥, 바닷가에 갔었다는 둥, 엉뚱한 이야기를 꺼내는 것이었다. 잠깐 어리둥절해 하자 옆에 있던 며느리가 작년 여름에 '이즈(伊豆)'로 놀러갔을 때의 이야기라고 설명해 주었다.

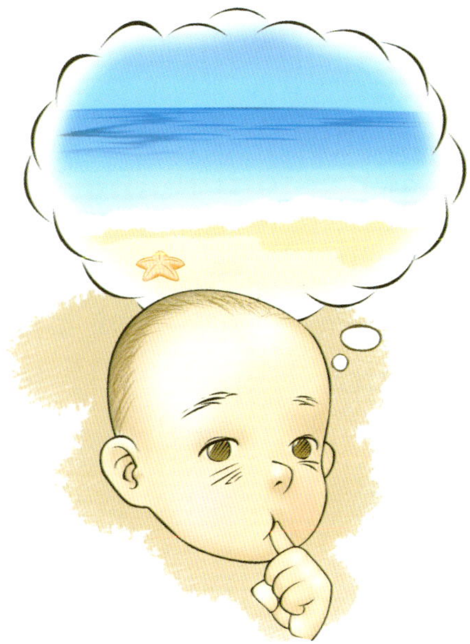

작년 여름이라고 하면 이미 반년 전의 일인데, 3살 반 정도의 아이가 반년 전의 일을 생각해 낸 것일까? 이 기회에 유유아의 기억에 대해서 기본적인 사항을 살펴보도록 하자. 요즈음 들어, 기억에 대한 연구는 기억물질이나 신경섬유의 상호관계(신경자극 전달부; synapse) 등 기억의 소재나 메카니즘에만 관심이 집중되어 있어 기억의 발달에 관한 고전적인 지식은 무시되는 경향이 있다.

단기적 기억과 장기적 기억

기억에는 단기적 기억과 장기적 기억의, 적어도 두 가지 종류가 있다. 이 중에서 단기적 기억이라는 것은 전화번호를 본 후 메모하지 않고 바로 다이얼을 돌리는 경우와 같이 기억을 유지하는 시간이 30초 이내인 기억으로 일차 기억 혹은 직접 기억이라고도 한다.

일반적으로 이러한 단기적 기억능력을 검사하는 데에는 기억범위검사(memory span test)라는 방법이 이용되고 있다. 이것은 숫자 또는 문자 계열을 읽어서 들려준 후, 곧바로 같은 순서로 되풀이하게 해서 정확하게 되풀이한 숫자나 문자계열의 길이를 기억범위로 간주하는 검사법이다. 이 방법을 통해서 조사된 기억범위는 어른의 경우 7 정도였는데, 생후 3년 6개월이 된 아이의 경우는 평균 3.0, 생후 5년 6개월이 된 아이는 5.5, 그리고 7세 아이의 경우에는 거의 어른 수준을 나타냈다.

이상은 단기적 기억능력에 대한 조사 결과이고, 일반적으로 기억이라고 하면 좀 더 오랫동안 우리들의 머리 속에 남아 있는 기억을 가리킨다. 어떤 에피소드가 발생하고 나서 그것을 생각해 낼 때까지, 30초 이상 걸리는 기억을 장기적 기억이라고 한다. 이 장기적 기억을 '이차 기억' 또는 '개념저장'이라는 용어로 나타내기도 한다.

이러한 종류의 장기적 기억이 유유아에게도 존재한다는 것은 아이들의 행동에서도 유추해 볼 수 있다. 예를 들어, 울고 있던 생후 3~4개월 된 아기가 어머니의 목소리를 듣고 울음을 멈추는 것은 과거에 들었던 어머니의 목소리를 기억하고 있다는 증거이고, 진찰실로 들어 온 아이가 의사의 하얀 옷을 보자마자 울음을 터뜨리는 것도 과거의 기억이 있기 때문이다.

이러한 장기적 기억에 관해서 가장 궁금한 것은 아기가 최대한 얼마동안이나 기억을 유지할 수 있을까 하는 점이다. 원래 이러한 것을 엄밀하게 조사하는 것은 매우 어려운 일인데, 그래도 옛날 서적에는 대략적인 수치가 나와 있는 것이 있다. 예를 들어, 제2차 세계대전 이후 유럽을 대표하는 소아과 의사였던 "판코니"가 편집한 책에서는 연령별로 기억을 유지할 수 있는 시간에 대해, 생후 3개월에는 수 분간, 1세에는 약 2주일간, 2세에는 수개월간, 4세에는 1년간, 그리고 5세 이후에는 지속적으로 기억한다고 하였다. 일본의 유명한 발달심리학자인 고(故)'야마시타(山下俊郎)' 교수도, 이와 비슷한 수치를 제시하였는데 별 차이가 없으므로 여기에서는 생략하겠다.

장기적 기억과 관련해서 자주 화제가 되는 것으로 '최초의 추억'이 있다. 특히, 최근에는 태어난 날의 기억, 즉 출생의 기억이 자주 언급되고 있는데, 앞에서 한번 다루었으므로 자세한 것은 생략하고 통계 조사의 결과를 보면 세상에 태어난 후의 최초의 기억은 2~4세 때의 일이라고 대답한 사람이 압도적으로 많았고, 1~2세 때의 일을 기억하는 사람은 어른보다는 어린 아이에게 더 많았다.

기억 방략의 발달

기억과 관련하여 마지막으로 이야기하고 싶은 것은 '기억 방략의 발달'이다. 우리들이 무언가를 기억하려고 할 때에는 여러 가지 방법을 생각하는데, 이것을 기억 방략이라고 한다. 예를 들어, 어떤 말을 기억하기 위해 입 속에서 몇 번이고 같은 말을 되풀이하는 것도 그 한 가지 예이며, 이것을 '리허설(rehearsal)'이라고 한다. 그 밖에, 관계가 없는 사항들을 분류해 내거나 그룹으로 나누는 '체제화'라는 것도 있다. 이러한 기억 방략은 나이가 들면서 더 발달한다고 한다.

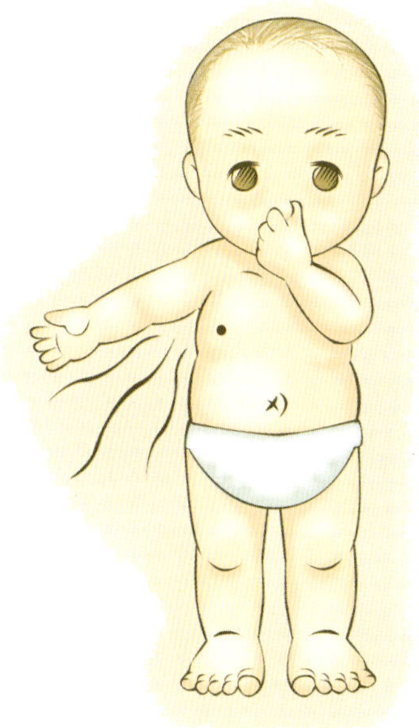

살갗 냄새

어린이 건강상담회에서, 2살 된 남자 아기의 몸에서 냄새가 나는데 원인이 무엇이며 좋은 치료 대책이 없느냐는 질문을 받았다. 어떤 냄새인지를 확인해 보았더니 '말린 오징어 냄새'와 비슷한 냄새라고 하였다. 그러고 보니 전에도 이와 비슷한 상담을 받고 제대로 답변해주지 못했던 일이 생각났다.

사람의 몸에서 발산되는 냄새로는 입 냄새, 숨을 내쉴 때의 냄새, 소변 냄새 등이 있는데 이것들을 통틀어 '체취'라고 한다.

여기에서는 주로 살갗 냄새에 대해 알아보자.

살갗에서 나는 냄새의 정체

우리의 살갗에서 발산되는 냄새는 대체 무엇의 냄새일까?

먼저, 체취의 유래를 살펴보면 첫 번째로 땀 냄새가 있다.

좀 더 정확하게 말하자면, 땀을 분비하는 땀샘에는 주로 겨드랑이나 음부 등에 있는 크기가 큰 아포크린땀샘과 전신에 분포되어 있는 크기가 작은 에크린땀샘이 있는데 이들 중, 아포크린땀샘의 분비물에 함유되어 있는 지방산이나 암모니아 등이 살갗 냄새의 주된 원천이다. 마늘이나 부추처럼 냄새가 강한 것을 먹으면 그 냄새를 이루는 성분은 아포크린땀샘뿐만 아니라 에크린땀샘으로도 배설이 되는데, 이들과 같은 외인성 물질도 체취의 원인이 된다. 그 밖에 우리들의 피부에서 분비되는 지방, 즉 피지의 냄새를 체취로 느끼는 경우도 있고 피부 표면의 세포, 즉 상피세포가 탈락되어 이것이 세균의 작용으로 분해되어 고약한 냄새를 풍기는 경우도 있다. 우리들의 발이나 양말에서 좋지 않은 냄새가 나는 것이 바로 여기에 해당된다.

체취에 의한 개인의 식별

체취는 특정한 사람만 가지고 있는가 아니면 누구나 가지고 있는가? 그것은 물론 누구나 가지고 있는 신체적 특징이라고 해야 할 것이다. 경찰견이나 재해구조견 등은 냄새로 사람의 소재를 파악하거나 특정한 개인을 찾아내기 때문이다.

그러나 이것은 개가 예민한 후각을 갖고 있다는 것을 보여 주는 증거일 뿐이고, 사람은 냄새로 개개인을 식별하는 일이 불가능하기 때문에 인간에게는 체취가 없는 것과 다름이 없다고 하는 의견도 성립될 수 있을 것 같다. 그러나 지금으로부터 약 20년 전에 '럿셀'이라는 연구자가 《Nature》라는 유명한 연구지에 발표한 논문을 읽어보면 이러한 생각이 틀렸다는 것을 알 수 있다.

이 논문의 저자 "럿셀"은 대학 신입생 중에서 남녀 29명을 선발하여 실험을 하였는데 이들에게 24시간 동안 같은 형태, 같은 색깔, 같은 크기의 티셔츠를 입게 하였다. 그 결과, 대부분의 학생들은 냄새만으로 그것이 자기의 셔츠인지 다른 사람의 셔츠인지를 구별할 수 있었다고 한다. 또, 이 실험에서 남자가 입었던 셔츠였는지 여자가 입었던 셔츠였는지도 후각으로 식별할 수 있었다고 한다.

그리고 실험 후에 이 실험에 참가했던 학생들의 비공식 발언에 의하면 여성의 셔츠에서는 단 냄새가 났으나 남성의 셔츠에서는 사향과 비슷한 냄새가 났다고 한다.

이와 같이 체취로 개인을 식별하는 능력은 태어난 지 얼마 되지 않은 아기에서도 나타난다는 것이 '럿셀', '맥파렌', 고(故)'야마우치(山內逸郞)' 박사 등에 의해서 실제로 증명되었다.

예를 들어, 럿셀 박사에 의하면 수유하는 여성이 가슴에 둘렀던 천 조각, 브레스트 패드(breast pad)의 냄새를 생후 2일, 2주, 6주의 아기들에게 맡게 하고 그 반응을 관찰해 보았더니, 생후 6주의 시점에서 어머니의 브레스트 패드와 어머니가 아닌 여성의 브레스트 패드에 대해서는 명백하게 다른 반응을 보였다고 한다.

의학적 진단에 이용되는 비정상적 체취

정상적인 사람들의 정상 범위내의 체취 외에 비정상적인 사람들의 비정상적 체취가 있는데, 이것은 의학적인 진단에 이용되는 경우가 있다. 오래된 힌두교의 의학인 아유르베디즘(ayurvedism) 의학의 창시자인 스스루타 사무히타는 후각을 통한 진단의 중요성을 강조했다고 한다. 그리고 고전적인 서양의학에서도 황열은 푸줏간 냄새, 장티푸스는 갓 구운 검은 빵 냄새가 나는 등, 질병에 걸린 사람들에게서 나는 다양한 냄새의 특징을 지적하고 있다.

또한, 최신의 현대 의학에서도 대부분의 진단학 서적에는 여러 질병에 동반되는 체취의 특징으로 몇 가지의 예를 들었는데, 페닐케톤뇨증인 경우에는 곰팡이 냄새, 단풍당밀뇨병(MUSD)인 경우에는 설탕이 타는 냄새, 분열증일 경우에는 달콤새콤한 냄새가 난다고 한다.

옛날 아기, 지금 아기

50년, 100년과 같이 긴 역사의 눈으로 본 변화를 '세기적 변화(secular change)'라고 하는데, 길게 보면 우리들 신체의 특징에도 이러한 세기적 변화가 나타난다.

그 중에서도 사춘기 소녀들이 첫 월경을 하는 나이, 소위 초경 연령에 관해서는 많은 연구결과가 발표되고 있다.

성적 성숙의 변화

연구결과를 살펴보면 유럽에서는 1850년에 17세였던 초경의 평균 연령이 1950년에는 14세로 100년 사이에 3년이 빨라졌다는 것을 알 수 있다.

일본의 경우 1900년에 평균 연령이 만 14세였던 것이 1950년에는 만 12세 6개월이 되어 50년 사이에 초경 연령이 1년 6개월이나 빨라져, 유럽이나 일본 모두 비슷한 변화가 일어났음을 알 수 있다.

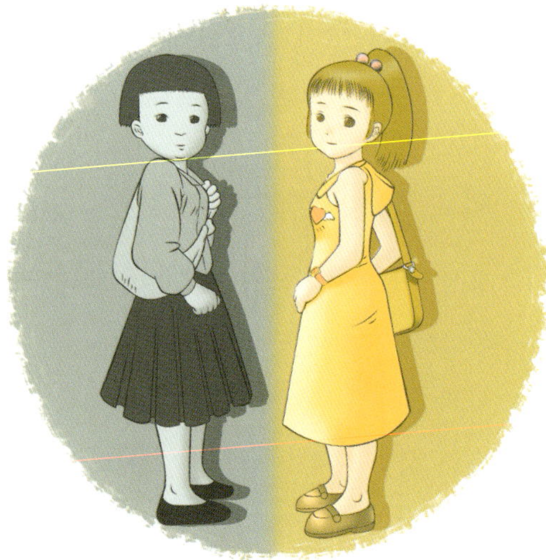

여자의 경우에는 월경이라는 알기 쉬운 기준이 있기 때문에 성적 성숙의 장기적 변화에 대해서도 많은 연구결과가 보고되어 있지만 남자의 경우에는 이러한 연구결과가 극히 적다.

그 중에서 특히 흥미로운 것은 남자들의 '변성기'를 기준으로 한 성적 성숙의 세기적 변화에 관한 연구이다.

작곡가로 유명한 '바하'는 1723년부터 1750년 사망할 때까지 라이프치히에 있는 3개의 소년 합창단을 지휘하였다. 이들 합창단원들의 생년월일이 기록으로 남아 있는데, 한 사람 한 사람의 목소리의 높이는 알 수 없지만 소프라노, 알토, 테너, 베이스의 구성 비율은 기록되어 있다.

이 자료에서 소프라노는 변성기 이전의 어린이, 테너와 베이스는 변성기 이후의 소년, 알토는 변성기로 이행중인 소년으로 보고 당시 라이프치히에 사는 소년들의 변성기 시기를 추정해 보았더니 18세였다고 한다. 그런데, 1959년에 런던에서 남자의 변성기에 대해 조사를 했더니 변성기의 평균 연령이 13.3세였다고 한다. 그러니까, 과거 200년 동안에 변성기의 시기가 거의 5년 정도 빨라졌다는 것을 알 수가 있다.

신장의 변화

요즈음 아이들의 키가 눈에 띄게 커져가고 있다는 것은 새삼스럽게 말할 필요도 없지만, 확실히 알아보기 위해 수치상으로 조사해 보았더니 일본의 경우 17세 남녀의 키는 1900년에는 남 157.9cm 및 여 147cm, 1951년에는 남 165.2cm와 여 155.8cm, 1990년에는 남 170.4cm와 여 157.9cm로, 과거 90년 사이에 남녀 모두 키가 10cm 이상 커졌음을 알 수 있다.

그러나 일본인의 키가 옛날부터 계속해서 커지고 있는 것은 아니다.

토쿄교육대학의 키무라(木村邦彦) 교수는 넙적다리뼈의 길이를 통해서 추정한 키의 역사적 변화를 조사했는데, 그의 논문에 의하면 죠몬시대(B.C 11000~B.C 300년경)부터 야요이시대(B.C 300~A.D 300년경)를 거쳐 고분 시대(3세기 말~8세기 초)에 이르는 동안 일본인은 키가 커지는 추세를 보였는데, 고대에서 가마쿠라시대(1180~1333년), 에도시대(1603~1867년)를 거쳐 메이지시대(1868~1912년)의 초기에 이르기까지는 키가 작아지는 추세를 보였다. 따라서 일본인의 급속한 고신장화는 메이지시대 중반 이후로, 비교적 최근의 일이라 할 수 있다.

신체적 특징의 세기적 변화

1990년 일본 후생성의 조사에 의하면, 아기가 태어났을 때의 몸무게, 즉 출생시 몸무게의 평균치는 남자 아기가 3,160g, 여자 아기가 3,050g이라고 한다. 필자도 1926년부터 1960년까지의 출생체중의 장기적인 변화에 대해 조사했던 적이 있다.

하지만 전국적인 조사는 아니었고, 토쿄도립 치쿠치(築地) 산부인과에서 태어난 아기에 대해서만 조사한 것인데, 이 산부인과에서는 매년 1,000명 이상의 아기가 태어나므로, 이 조사를 통해서 토쿄 전체의 경향을 어느 정도 알 수 있다.

이 조사의 결과, 1926년에 2,900g 정도였던 출생체중이 해마다 조금씩 증가하여 태평양전쟁의 영향을 거의 받지 않았던 1938년에는 3,010g이 되었다. 그러나, 그 후에는 조금씩 감소하여 도시생활자들이 심각한 식량위기에 빠졌던 태평양전쟁의 말기 및 직후인 1945년에는 평균 체중이 2,810g까지 감소되었다. 다음 해인 1946년에는 일단 전쟁 이전의 수준으로 회복되었는데, 그 후에도 서서히 증가하는 추세를 보이면서 1956년 이후에는 태평양전쟁 이전의 수준을 상회하는 정도까지 평균 체중이 증가되었다.

이러한 세기적 변화에 대한 검토는 자칫 쓸데없는 일인 것 같지만, 미래를 예측하는 데 있어서 참고가 되지 않을까 생각한다.

체격·지능·성격의 예측

부모라면 누구나 귀여운 자신의 아기가 어떻게 성장해 갈 것인지, 부모의 희망대로 밝고 총명하며 건강한 어른이 될 수 있을지 걱정하지 않는 사람은 없을 것이다.

체격의 예측

우선 몸집이 크다든지 혹은 작다든지, 비만하다든지 혹은 말랐다든지 하는 현재의 체격을 앞으로도 그대로 유지하며 살아 갈 수 있을 것인가에 대해 생각해 보면, 키에 대해서는 유전적 소질에 의해 지배되는 부분이 크기 때문에 2, 3세경에 몸집이 작았던 아이는 어른이 되어서도 몸집이 작을 가능성이 크다고 생각할 수 있다. 그래서 어린 아이의 키를 보고 어른이 되었을 때의 키를 예측하는 공식도 있다.

그러나, 이 공식으로 계산된 키의 예측치는 오차 범위가 7cm나 되기 때문에 확률적으로는 몸집이 큰 아이는 몸집이 큰 어른으로, 몸집이 작은 아이는 몸집이 작은 어른으로 성장한다고 말할 수는 있으나, 개개인에 대해서 이 주장이 반드시 옳다고는 할 수 없다.

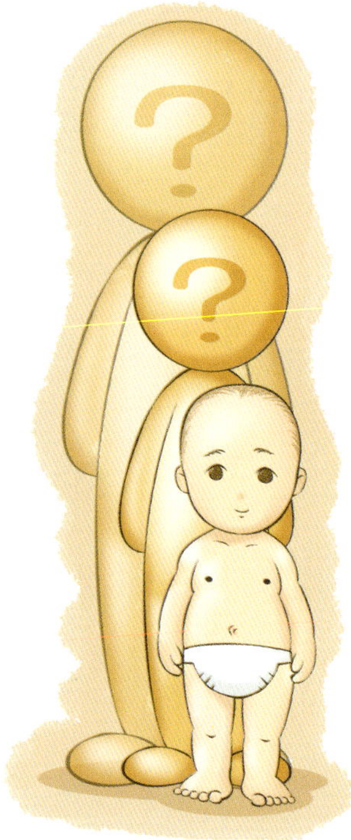

비만의 정도에 대해서는 일반적으로 어린이의 비만도 어른의 경우와 마찬가지로 지방세포수의 증가를 동반하는데 한 번 증가했던 지방세포수는 감소되는 일이 없기 때문에 어른이 되어서도 비만상태가 지속된다고 한다. 그러나 이 가설은 넓게 보면 맞는 의견인 것 같지만 생후 1년 미만의 아기의 경우에는 맞지 않는 것 같다.

젖먹이 시절에 피하지방의 두께를 측정해서 비만이나 야윈 정도를 측정한 후, 그 아기들이 20년 후에 어떻게 변했는지를 조사한 연구결과를 보면 젖먹이 시절의 비만이나 마른 상태가 그대로 지속되어 가는 경향은 전혀 찾아 볼 수 없었기 때문이다.

지능의 예측

발달검사나 지능검사를 통해 측정한 '발달지수'나 '지능지수'가 사람의 지적 능력을 올바르게 나타내고 있는가에 대해서는 다소 의문도 있지만, 이들 지수가 지능을 측정하는 실용적인 척도라는 것은 사실이라고 생각된다. 그래서 이러한 척도로 측정한 지능지수는 평생 변하지 않는 것인지, 혹은 성장함에 따라 변화하는 것인지에 대해 조사해 보았더니 생후 3개월 때의 발달지수와 10살이 되었을 때에 측정한 지능지수 사이에는 큰 '차이'를 보였다는 보고도 있고, 동일한 사람의 초등학교 1학년 때의 지능지수와 중학교 3학년 때의 지능지수를 비교해 보아도 전체의 1/3에서 20% 이상의 변화가 있었다는 연구결과도 있기 때문에 지능이 평생 변하지 않는다고 단정하기는 어렵다.

따라서, '될성 부른 나무는 떡잎부터 알아본다'라는 속담을 입증하기도 어렵고, 반대로 '열 살에 신동, 열다섯에 천재, 스무살이 지나면 범인'이라는 속담도 입증하기 어려울 것 같다.

성격의 예측

성격은 지능보다도 훨씬 환경에 의해 변화되기 쉬운 특징을 가지고 있다. 사실, 한 개인의 일생을 다룬 전기의 연구에 의하면 '코난 도일'이나 '림스키 코르사코프'는 어릴 때의 과격한 성격 때문에 부모가 감당하지 못할 정도였지만 성장해서 어른이 된 뒤의 작품을 보면 그러한 과격함은 느껴지지 않는다.

그러나 심리학자들 중에는 어릴 때의 성격과 어른이 된 후의 성격에 일관성이 있다고 주장하는 사람들이 많이 있다.

'샬리'는 아기 25명의 생후 2년간을 관찰했는데 매달 기록된 행동 특성에서 명백한 일관성이 나타났음을 보고하였으며, 이 연구를 계승한 '니일론'은 '샬리'가 관찰한 아기들이 17세가 되었을 때 다시 검토를 하였다. 이 연구에서는 익명으로 2세 때의 성격 기록과 17세 때의 성격 기록을 판정원에게 보여주고, 동일인들의 기록들을 짝지어 보도록 하였다. 그 결과, 2세 때의 성격 기록과 17세 때의 성격 기록은 매우 유사했기 때문에 판정원들이 거의 정확하게 짝지을 수 있었다고 한다.

이런 사실들을 보면 체격, 지능, 성격의 일부는 선천적으로 타고난 것이라고 할 수 있지만, 또한 그 중 일부는 성장 과정에서 후천적으로 만들어진다는 것을 알 수 있다.

따라서 육아에는 한계가 있는 동시에 또한 많은 변화의 가능성이 있다는 것도 알아야 한다.

02 아기에게 나타나기 쉬운 증상들

그렇게 심하게 울던 아이가 유모에게 매를 맞는
것을 본 적이 있는데, 나는 결코 그것을 잊을 수가
없다.
아이는 "뚝"하고 울음을 그쳤지만 나는 그 아이가
무서워서 울음을 그쳤을 것이라고 생각했다.
하지만 내 생각은 틀린 것이었다.
가엽게도 그 아이는 분노로 목이 막혀 버린
것이었다.
얼굴이 보라색으로 변하더니 조금 있다가 격렬하게
소리를 질렀다.
그 나이 또래의 아이가 느낄 수 있는 원한, 분노,
절망의 모든 것이 그 소리에 담겨 있었다.

지혜열

첫 유치의 출현과 발열의 관계

생후 6개월 정도 되는 아기에게서 나타나는 원인불명의 발열을 '지혜열'이라고 하는데, 이것은 근래에까지 치아가 처음 나올 때 발생하는 열이라고 생각해 왔다. 유치가 처음 나올 때에 잇몸이 근질근질하고 발열, 경련, 설사 등을 동반한다는 것은 '히포크라테스'의 책에도 실려 있고 서양의 오래된 소아과 서적에도 '생치열(teething fever)'로 기록되어 있다.

그러나 근래에 들어, 유치가 나오는 것이 발열의 직접 원인이 된다는 점에 대해서는 대부분의 소아과 의사들이 부정적인 의견을 갖게 되었다. 미국의 대표적인 육아서인 《스포크 박사의 육아서》와 영국의 '일링워스'의 명저《정상아》에도 부정적으로 서술되어 있다.

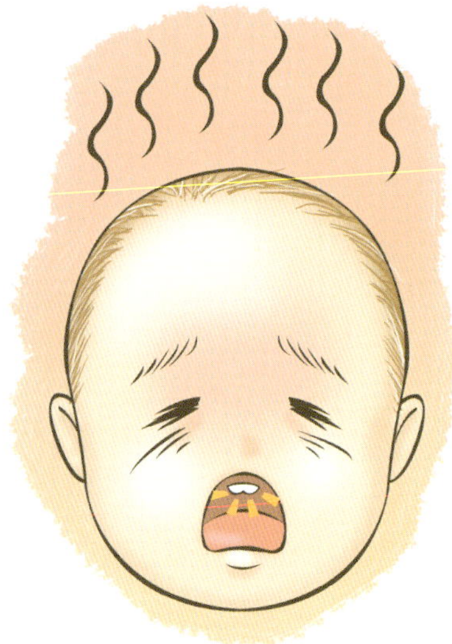

그런데 최근에 와서 다시 이러한 "유치의 출현과 발열은 관계가 없다"는 생각을 재검토해야 한다는 의견이 대두되기 시작하였다.

1992년 영국의 소아과 전문지에 우리나라에서 말하는 '지혜열' 혹은 외국에서 말하는 '생치열' 혹은 '치아열'의 존재를 긍정하는 연구결과가 발표되었기 때문이다.

이 연구결과를 발표한 사람들은 이스라엘의 텔아비브 대학에 근무하는 3명의 소아과 의사들인데, 유아의 건강검진을 목적으로 병원을 방문하는 어머니들에게 일정한 양식에 따라 아기의 건강상태에 관한 일기를 쓰도록 부탁했다. 그 일기에 꼭 기록해야 하는 사항에는 아기의 체온, 유치가 나올 때의 징후, 설사, 경련, 호흡기 증상의 유무 등이 포함되어 있었다.

또한, 유치가 나오는 징후가 보이면 아기를 병원에 데리고 가서 의사에게 검진을 받도록 미리 지시해 두었다. 이렇게 해서 최초의 유치가 나온 날과 유치가 나오기 전 20일간의 체온이 확실하게 기록되어 있는 46명의 기록을 모을 수 있었다.

그래서, 이들 46명의 건강한 아기들의 기록을 분석해 보았더니, 체온의 평균치는 첫 유치가 나오기 전 19일에서 4일까지는 36.9℃ 또는 37.1℃였는데 유치가 나오기 전날에는 37.4℃, 유치가 나온 당일에는 37.6℃로 상승했다는 것이다.

또한, 첫 유치가 나온 날로부터 역산하여 2일 내지 19일 사이에 37.5℃ 이상의 체온을 보인 아기는 많아야 46명중 7명에 불과했다. 그러나, 유치가 나온 날에는 46명중 20명이 37.5℃ 이상의 체온을 보였다.

한편, 이 논문에는 유치가 나오기 시작한 날의 아기들 개개인에 대한 체온은 제시하지 않았지만 이 날에 열이 난 20명을 포함해서 46명 전체의 평균 체온이 37.5℃였던 것으로 미루어 열이 났다고는 해도 37.5℃에서 38℃ 정도의 미열이었을 것으로 추정된다.

이상이 이 논문의 대강의 내용인데 결론적으로 다음과 같은 의견이 서술되어 있다.

"여기에 제시되어 있는 자료들은 아기들의 치아가 처음 나올 때에는 열이 난다는 옛 어른들의 말씀을 지지하고 있는 것 같이 보인다. 그러나 필자는 다른 원인을 생각하지 않고 단지 치아가 나오기 때문에 열이 나는 것이라고 단정해 버리는 것은 위험한 생각이라는 것을 강조해 두고 싶다. 하지만, 이 연구를 통해서 우리는 부모님들의 충고에는 반드시 귀를 기울여야 한다는 것과 노인분들의 경험은 우리에게 가치있고 소중한 정보가 된다는 것을 다시 한번 깨닫게 되었다."

이상과 같은 사항을 다시 한번 정리해 보면 다음과 같다.

① 치아가 처음 나올 때 열이 나는 경우가 있다. 그러나 대부분은 미열 정도이다.

② 치아가 처음 나올 무렵에 발생하는 열을 무조건 치아 때문인 것으로 단정해 버리는 것은 잘못된 생각이며, 그 밖의 다른 원인도 찾아보아야 한다.

③ 아무리 사소한 일이라도 부모나 가족의 충고에는 겸허하게 귀를 귀울여야 한다.

이 마지막 부분은 우리 의료관계자들에 대한 교훈이라고 생각하며 필자 또한 이 말을 마음속 깊이 명심하려 한다.

눈매의 이상

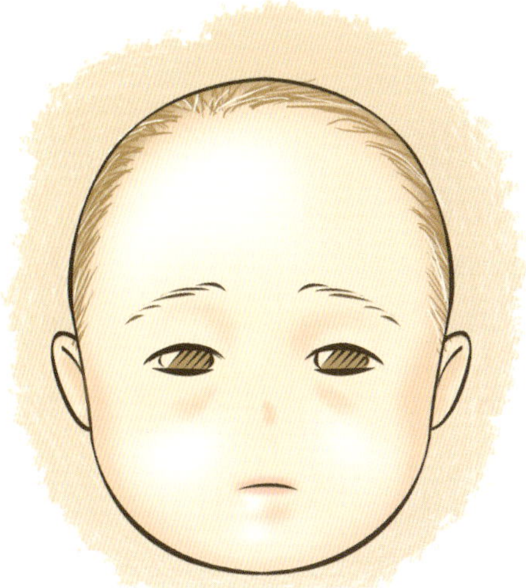

최근에는 소아과 영역도 전문화되어 소아신경학회, 미숙아·신생아학회, 소아순환기학회, 소아알레르기학회 등 10개 이상의 분과가 활발하게 활동하고 있으며, 진료면에서도 소아병원이나 대학병원 등에서는 특정 영역의 질병만을 담당하는 소아과 의사가 있어 전문적인 진료를 하고 있다.

그러나 육아상담이나 건강상담의 경우에는 문제가 있다고 생각한다. 환자들로부터 들어오는 상담 내용들은 소아과 본래의 영역에 속한 문제만이 아니라 피부 트러블, 눈이나 귀의 이상, 골격이나 치아에 대한 걱정 등, 그야말로 어떤 질문이 나올지 알 수가 없을 정도이다. 대답하기 어려운 질문에 쩔쩔매었던 적도 한두 번이 아니다.

그러한 어려운 질문 중의 하나로 눈매의 이상이 있다.

눈매의 이상이라고 해도 확실한 사시일 경우에는 오히려 답변하기가 간단하지만 얼핏 보기에는 아무런 이상이 없는데, “우리 아기는 무엇을 볼 때에 눈이 부신 듯이 눈을 가늘게 뜹니다. 단순한 버릇일까요?”하는 질문을 받고 난처했던 적이 있다.

그때는 확실하게 답변을 못하고 적당한 병원을 알려주며 전문적인 진료를 받도록 권하였다. 그러나 그 후에 다시 이와 비슷한 질문을 받은 경우가 몇 번 있어, 여기에서 자세히 살펴보기로 하겠다.

이 경우에 우선 생각해야 할 것은 정말로 빛을 보고 눈부셔 하는 것인지, 아니면 단지 눈을 가늘게 뜨고 보는 것인지를 확인해야 한다.

빛을 보면 눈부셔한다

만약 어두운 곳에서 밝은 곳으로 나왔을 때에 눈이 부셔서 눈을 깜박거리거나, 빛을 싫어하거나, 눈물을 흘리거나, 혹은 통증을 호소하는 경우라면 정말로 빛을 보고 눈부셔 하는 것이라고 보아야 할 것이다.

이러한 증상이 나타나는 원인으로는 대부분의 소아과 서적에서 각결막염, 부갑상선기능저하, 선단동통증(acrodynia), 백피증(선천성 색소결핍증) 등의 병명을 들고 있으며, 최근에는 어떤 종류의 뇌장애가 있는 경우에도 빛을 보고 눈부셔 한다는 보고가 있다.

여기서 ‘어떤 종류의 뇌장애’라는 것은 눈이나 시신경은 정상으로 빛을 감지할 수 있는데 시각중추에 장애가 있어 눈에 보이는 물체가 무엇인지를 인식하지 못하는 ‘피질성(皮質性) 시력장애’를 말한다. 이 연구결과는 캐나다의 밴쿠버에 있는 연구자 그룹이 발표했는데, 피질성 시력장애가 있는 아기 83명 중 35명이 빛을 보고 눈부셔 했다고 한다.

빛이 없는데도 눈부셔한다

눈을 가늘게 뜨고 정말로 눈이 부신 듯한 눈매를 보이지만 막상 밝은 곳에 나왔을 때에는 별로 그러한 증세를 보이지 않고 빛도 싫어하지 않아서 빛을 보고 눈부셔 한다고는 생각할 수 없는 경우에 대해 살펴보겠다.

소아 안과 의사들에 의하면 이러한 눈매는 원시, 근시, 그리고 난시 등이 있을 때 흔히 볼 수 있는 것으로, 특히 심한 근시나 난시가 있는 경우에는 반드시 눈을 가늘게 뜬다고 한다.

최근에 시판되고 있는 카메라는 대부분 자동초점식인데 수동으로 핀트를 맞추는 카메라의 경우, 렌즈를 열 때보다 좁힐 때에 초점의 심도가 깊어져서 피사체의 앞뒤에 있는 사물들까지 선명하게 찍힌다. 심한 근시나 원시가 있는 아이도 이와 같은 원리에 의해 무의식적으로 눈을 가늘게 뜨는 것은 아닐까하고 생각된다.

눈을 치켜뜨거나 곁눈질한다

앞에서 설명한 증상 외에 사물을 볼 때 눈을 치켜뜨거나 곁눈질하는 아이도 있다. 이것도 근시, 원시, 난시와 같은 굴절 이상이 있는 아이에게서 많이 나타나는 증상인데, 3세 이하의 아이들에게는 별로 나타나지 않는 증상이다.

눈을 치켜뜨는 또 하나의 원인으로는 오른쪽이나 왼쪽으로 비스듬한 것의 위쪽이나 아래쪽을 볼 때에만 시선이 목표물에서 벗어나는 병태가 있다. 이 경우에는 시선이 목표물에서 벗어나지 않는 방향에서 보려고 하기 때문에 눈을 치켜뜨고 보거나 곁눈질을 하는 것이다. 대개는 얼굴을 돌리거나 머리를 기울이는데, 이런 경우는 '안성 사경(眼性 斜頸)'이라는 진단이 내려진다.

흔히 눈을 가늘게 뜨거나 치켜뜨거나 또는 곁눈질하는 증상을 어린 아이의 '버릇'이라고 간단하게 생각하는 경향이 있는데, 이는 심한 근시, 원시, 그리고 난시 등이 원인일 수 있으므로 치료가 늦어질 경우 시력장애가 남을 수 있기 때문에 소아 안과 전문의가 있는 병원에서 정밀검사를 받는 것이 좋다.

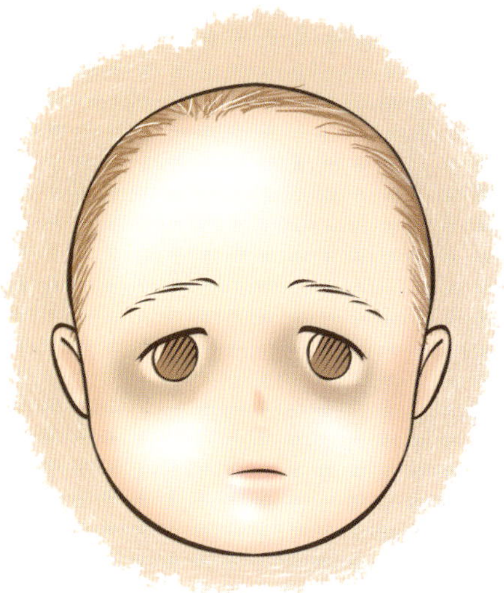

눈 주위의 검은 변색

"우리 아이는 눈 주위가 자주 거무스름해져서 걱정입니다"라는 상담을 받는 경우가 있다.

'눈 주위의 검은 변색'에도 여러 종류가 있는데, 가정의학 서적이나 혹은 피부과 서적, 안과 서적 등에도 이 증상에 대한 자세한 설명은 보이지 않는다. 그래서 눈 주위가 거무스름하게 보이는 현상, 즉 눈 주위의 검은 변색에 대해서 여러 종류의 의학 서적이나 의학 논문의 정보들을 모아서 살펴보았다.

눈 주위의 변색 중에서 가장 두드러진 것은 공으로 눈을 맞았거나 넘어져서 눈을 다쳤을 때 생기는 눈 주위의 검푸른 피하출혈이다. 이것을 영어로 'Raccoon eye(너구리의 눈)', 독일어로 'Brillenhematom(안경 혈종)'이라고 하는데, 어린 아이에게서는 잘 나타나지 않는다.

그러나 신생아는 예외로 난산이었거나 혹은 분만 시간이 길어져서 머리부분에 울혈이 생겨 태어날 때부터 눈 주위가 변색되어 있는 경우도 있다.

눈 주위의 변색 중에서 가장 유명한 것은 의학용어로 '간반(chloasma)'이라는 것이다. 흔히 말하는 '기미'가 여기에 해당되는데 좌우 대칭으로 위아래 눈꺼풀이나 그 주변에 갈색 반점으로 나타난다.

이것은 사춘기 이후의 여성에게서 나타나지만 남성에게서도 볼 수 있다. 그리고, 특히 자외선, 임신, 피임약의 복용 등으로 악화된다. 옛날에는 간장애로 인해 이러한 증상이 나타난다고 생각하여 '간반'이라는 명칭을 붙였는데, 현대 의학에서는 이 견해를 부정하고 있다. 지금은 효과적인 치료약이 개발되어 있으므로 필요한 경우에는 피부과 의사와 상담하는 것이 좋다.

눈 주위의 알레르기성 변색

최근 소아과 영역에서도 아토피성 피부염이나 기관지천식과 같은 알레르기와 관련이 깊은 질병이 눈에 띄게 증가하고 있는데, 눈 주위의 검은 변색 중에도 알레르기와 관련이 있는 것이 있다.

알레르기성 비염이나 호흡기 감염에 자주 걸리는 어린이의 경우 눈꺼풀이 약간 부어 있고 암갈색으로 착색되어 있는 것을 볼 수 있다. 이러한 증상을 표현하는 특별한 용어는 아직까지는 없다. 영어의 경우에도 그저 '눈꺼풀 주위에 생긴 어두운 색의 고리' 등으로 표현되는 경우가 많으며, 때때로 'allergic shiners' 라는 용어가 사용되고 있는 정도이다. 사전에는 'shiner' 가 빛나는 물건이나 빛나는 사람을 의미하지만, 복수형인 'shiners' 는 눈 주위의 검은 반점을 의미하는 속어로 사용되는 경우가 있다.

이러한 증상이 나타나는 원인은 코나 호흡기계의 염증과 함께 눈 주위에 부종이 발생되고 그로 인해 혈액순환에 장애가 생겨 눈 주위에 착색이 일어나는 것이라고 추측할 수 있다.

눈 주위의 생리적 변색

그러나 이러한 눈 주위의 검은 변색에는 체질적이라고 밖에 할 수 없는 생리적인 변색도 있는데, 우리가 알고 싶어 하는 것이 바로 이 생리적인 변색에 대한 것이다.

눈 주위가 검게 보이는 건강한 아이들을 주목해 보면 두 가지의 형태가 있다는 것을 알 수 있다.

그 중 한 가지 형태는 피부색이 비교적 검은 아이에게서 나타나는 것으로 눈꺼풀, 특히 아래 눈꺼풀이 검게 보이는 경우이다. 원래 위아래 눈꺼풀 부위는 팔이나 배 등과 비교했을 때 색소가 많은 부분이기 때문에 색소가 많고 피부가 거무스름한 사람은 눈꺼풀의 색소도 눈에 띄는 경향이 있다고 볼 수 있다.

또 다른 형태는 수면부족이거나 피곤할 때에 눈 주위가 검게 변하는 경우이다. 평상시에도 눈 주위, 특히 눈 아래의 피부가 옅은 보라색이나 거무스름한 색을 나타내다가 수면부족이거나 피곤할 때 그 색이 더욱 짙게 보이는 타입이다. 이 경우는 검은 부분의 농도가 몸의 상태에 따라 변화하기 때문에 피부의 색소가 증가되었다고는 보기 어렵고 눈 주위의 혈액순환과 관계가 있다고 생각된다. 이러한 타입도 체질적이므로 치료 방법도 없고 치료할 필요도 없다.

붉은 눈물, 검은 땀

눈물과 땀의 색깔

눈물이나 땀은 보통 무색으로 알고 있지만 색깔이 있는 경우가 간혹 있다. 특히 눈물이 색깔을 나타내는 경우는 극히 드문 현상이므로, 이들에 관한 정보는 실용적인 가치는 적겠지만 매우 드문 일인 만큼 흥미를 끈다.

일전에 어느 병원의 소아과에서 근무하고 있을 때, 생후 3개월밖에 되지 않은 아기의 어머니로부터 아기가 흘리는 눈물이 푸른색을 띠어 걱정이라는 이야기를 들은 적이 있다. 처음에는 빛 때문에 눈물에 색깔이 있는 것처럼 보이는 것이 아닌가 하고 생각했지만 눈물을 닦아 낸 거즈에 옅으면서도 뚜렷한 색깔이 묻어 있었기 때문에 분명히 생각 탓도 아니고 빛의 정도 때문도 아니라는 것을 알 수 있었다. 다만, 그 색은 푸른색이라기보다는 다소 붉은색을 띤 옅은 보라색에 가까웠다.

어쨌든, 필자는 과거에 이러한 사례를 본 적도 없거니와 들어 본 적도 없었기 때문에, 그때는 안과 의사인

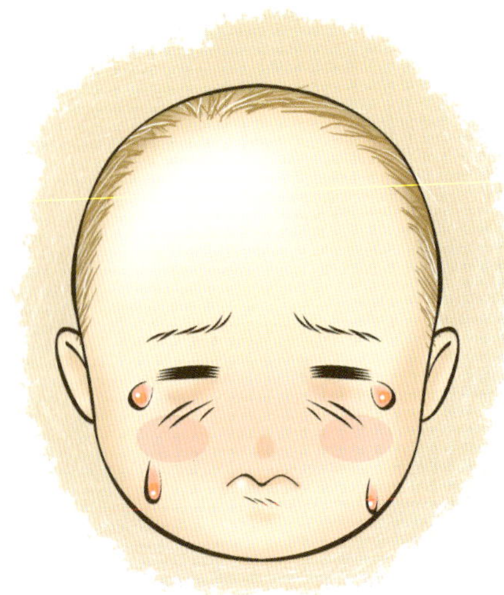

친구에게 물어 보거나 자료를 조사해서 연락해 주기로 약속한 다음에 그 아기의 어머니와 헤어졌다. 그리고, 그로부터 얼마 후 그 아기의 어머니로부터 아기의 눈물에서 색이 없어졌다는 말을 듣고 정확한 결론을 내리지 못한 채 색깔이 있는 눈물에 관한 이야기는 완전히 잊고 있었다.

그러나 최근 들어 푸른색은 아니지만 붉은 눈물에 대해서는 의학적인 자료가 있다는 것, 특히 실험용 동물의 붉은 눈물에 관해서는 많은 문헌이 있다는 것을 알게 되어 그 내용을 소개하겠다.

붉은 눈물

이 증상의 명칭은 그리스어에서 유래된 의학용어로, 'chromodacryorrhea'라고 한다. 직역하면 '색눈물'이라고 번역할 수 있는데, Dorland 의학사전에는 '붉은 눈물'이라고 번역되어 있다.

이러한 붉은 눈물은 실험용 쥐의 경우에 흔하게 나타나는 현상으로 쥐에게 스트레스를 주거나 신경에서 분비되는 호르몬인 아세틸콜린이라는 물질을 주사하면 곧 붉은 눈물을 흘린다고 한다. 그리고, 이 때 눈물 속에 포함된 붉은 색소가 무엇인가에 대해서도 이미 판명되어 있다.

동물의 붉은 눈물과 비슷한 현상이 사람에게도 발생할 수 있다는 것을 1953년에 '마이어'라는 사람이 안과 전문지에 기고하였다.

그는 붉은 눈물이 모두 혈액이 섞여서 생긴 '피눈물'이라고 하는 실수를 범하였으며, 붉은 눈물이 나오는 원인으로 8가지 종류의 병태를 들었다. 그 중에서 아세틸콜린을 주사함으로써 나오는 인공적인 피눈물과 '성흔(聖痕)'에 의한 피눈물은 지금 생각해 보면 동물의 붉은 눈물과 같은 것이라고 생각된다.

영어로 'stigmatisation'은 십자가에 매달린 그리스도의 성흔과 비슷한 상처가 생겨 출혈하는 현상으로, 성경 속의 '갈라디아인에게 보내는 편지'에서 사도 바울이 한 말에서 유래된 것이라고 한다. 그래서, 이 성흔 때문에 나온다고 여겨졌던 피눈물은 실제로는 피눈물이 아니고 자기 암시 또는 정신적 스트레스로 인한 붉은 눈물이 아닐까 하는 생각이 든다.

다음으로 땀의 색깔, 소위 '색한증(色汗症)' 에 대해서 생각해 보자.

색깔이 있는 땀

애교있는 모습으로 아이들에게도 인기가 있는 하마는 핑크색의 땀을 흘린다고 하는데, 눈물의 색깔과는 달리, 색깔이 있는 땀의 분비는 그렇게 희귀한 일이 아니다.

연한 색까지 포함한다면 건강한 사람의 약 10%에서 나타나는 현상이며 세계보건기구가 규정하고 있는 질병이나 사망원인의 국제분류에도 '색한증(chromhidrosis)'이라는 항목이 있다.

그러나 일반적으로 색깔이 있는 땀은 지속적으로 분비되는 것이 아니다. 간헐적으로 분비되는 경우도 있다는 것이다.

땀의 색깔 중에서 가장 많은 것은 흑색 또는 흑갈색이며, 그 밖에 보라색, 푸른색, 노란색, 초록색 등도 있고, 드물기는 하지만 붉은색도 있다.

이러한 색한증이 왜 발생하는지에 대해서도 현재, 많은 연구가 진행되고 있다.

원래, 땀을 분비하는 '한선(땀샘)'에는 소형의 에크린한선과 대형의 아포크린한선의 두 종류가 있다. 에크린한선은 피부 전체에 넓게 분포되어 있으며 아포크린한선은 겨드랑이와 음부 등 비교적 한정된 부위에만 분포되어 있다.

그러나, 사람에 따라서는 아포크린한선이 얼굴, 손, 가슴 부위 등에 분포되어 있는 경우가 있는데, 정상적인 장소에 있는 '정소성(正所性) 아포크린한선'에 대해 이것을 '이소성(異所性) 아포크린한선'이라고 한다. 땀이 색깔을 내는 것은 정소성 혹은 이소성 아포크린한선의 분비물 중에 착색물질을 함유한 과립이 증가되기 때문이다.

소리에 과민한 아기

아기를 키우는 분들로부터, "우리 아기는 소리에 너무 민감해 작은 소리에도 놀라 잠에서 깬다"라든지 "가족들의 말소리만 들려도 큰 소리로 운다"라는 등의 이야기를 자주 듣는다.

그러한 증상들이 왜 나타나는지 여기에서 살펴보도록 하겠다.

먼저, '소리에 과민하다'라는 말은 두 가지 사실의 가능성을 나타내고 있다.

그 중 하나는 보통의 아기라면 반응하지 못할 정도의 작은 소리에도 잠에서 깨어난다거나 우는 상태, 즉 '청각 과민'일 가능성이고, 또 다른 하나는 보통 이상으로 약한 자극에는 반응하지 않지만, 어떤 소리에 놀라면 팔이나 다리의 근육이 긴장되어 몸을 완전히 뒤로 젖히고 격렬하게 울부짖는 '과잉 반응' 또는 '반응항진'을 나타낼 가능성이다.

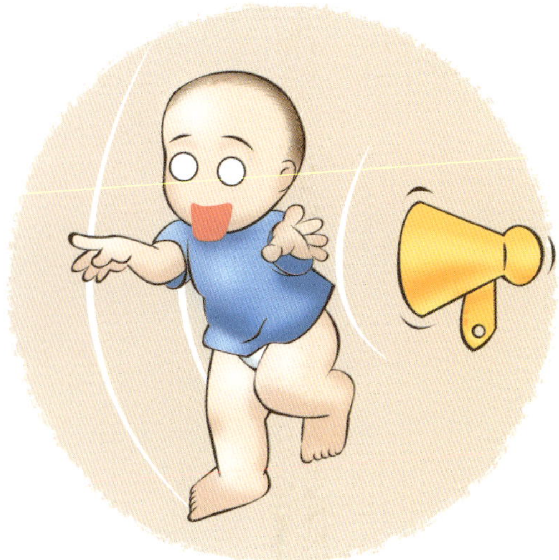

청각과민의 가능성

그래서 첫 번째 가능성인 보통 이상으로 민감한 경우, 즉 '청각과민'에 주목하여 이것이 어떤 원인으로 발생하는가에 대해 조사해 보았더니, 소아과 진단학 책에서는 그 원인이 될 수 있는 질병으로 지질뇌증, 갱글리오시드증(gangliosidosis), 파상풍, 스트리크닌중독(strychnism) 등을 거론하였고 또한, 이비인후과 책에서는 속귀에 있는 등골근이라는 근육이 마비된 경우에 청각이 과민해진다고 하였다.

그러나, 이러한 질환들은 매우 희귀하기 때문에, 아기가 소리에 민감하게 반응한다고 해서 이런 질병에 걸린 게 아닐까 하고 걱정부터 할 필요는 없다.

그것보다 훨씬 더 중요한 원인이 되는 것은 '너무 조용한 육아 환경'이라고 생각한다.

겨우 잠든 아기가 깨어날까 봐 주위 사람들이 속삭이며 이야기를 한다거나 발자국 소리나 옷 스치는 소리조차 나지 않게 신경쓰는 것은 청각을 민감하게 하는 원인이 될 수 있다. 청각 자극에 대해서도 심리학에서 흔히 말하는 습관성 현상(habituation)이 나타나기 때문에 다소 시끄러운 환경에서 자란 아기들이 오히려 소리에 과민하게 반응하지 않는다고 생각된다.

다음으로 두 번째 가능성인 소리 자극에 대한 반응이 보통 이상으로 민감한 경우에 주목해 보자.

소리에 대한 과잉반응 또는 반응항진의 가능성

이러한 소리에 대한 과잉반응 또는 반응항진을 나타내는 질병으로는 '놀람병'이 있다.

놀람병에는 몇 가지의 다른 명칭이 있는데, 여기서는 가장 알기 쉬운 영어 병명 'startle disease'

를 직역해서 '놀람병'이라는 명칭을 사용하기로 하겠다.

이 놀람병은 원래 동일한 가계(家系) 안에서 환자가 발생하는 유전성 질환으로 알려져 있었으나, 나중에 유전과는 관계없이 발생하는 경우도 있다는 것이 밝혀졌다.

그리고 비유전성인 경우는 다시 유아기에 증세가 나타나기 시작하는 조기 발생형과 어느 정도 성장한 후에 증세가 나타나는 지연 발생형의 두 가지 형태로 분류되므로, 유전성인 경우를 포함하면 세 종류의 형태가 있는 셈이다.

이중에서 유전성인 경우는 신생아기 때부터 근육긴장의 항진, 팔다리를 구부린 자세, 놀람 반응의 이상 항진 등의 증상을 나타낸다. 이러한 이상 증상은 성장함에 따라 점점 그 정도가 약해지지만, 과대한 놀람 반응만은 유아기 이후까지도 지속되는 경우가 많아, 서 있는 자세에서 놀람 반응이 일어나면 뒤쪽이나 앞쪽으로 쓰러질 수도 있다. 이런 종류의 놀람병은 멘델식 우성 유전에 의해 자손에게 전해지는 병으로 현재는 그 병적 유전자가 5번 염색체 위에 있다는 것도 확인되었다.

놀람병이란 것은 원래부터 이렇게 유전성인 경우에만 붙여진 병명이었는데, 그 후 10~25세 이후에 발병하는 비교적 경증인 '비유전성 지발형'과 역시 유전과는 관계가 없지만 발병 연령이 빠른 '비유전성 조발형'이 추가되었다.

어쨌든, 이러한 놀람병은 자연적으로 치유되는 양성 질환이지만 일상생활에 지장을 줄만한 증상이 나타날 경우에는 소아신경학 전문 의사와 상담하는 것이 좋다.

또한, 잘 놀라는 아이들 중에는 환경적이나 심리적으로 원인이 있는 경우도 있을 수 있으므로 임상심리사의 조언을 듣는 것도 좋을 것 같다.

불러도 쳐다보지 않는 아기

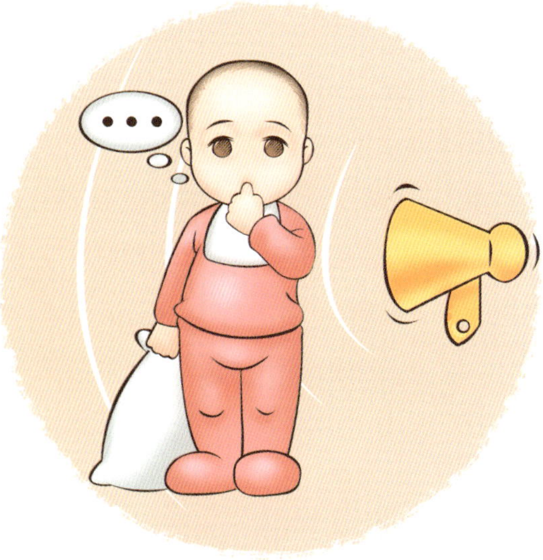

목을 잘 가누고 기분이 좋을 때에는 소리 내어 웃기도 하지만 이름을 불러도 쳐다보려고 하지 않아서 혹시 귀가 들리지 않는 것일까 하고 걱정이 된다는, 생후 4개월 된 아기의 엄마를 만난 적이 있다.

소리가 들려오는 방향을 주시하는 행동은 대부분의 포유동물에서 나타나는 것으로 자신의 몸을 지키기 위해서 선천적으로 가지고 태어난 중요한 능력 중의 하나이기 때문에, 이러한 능력이 부족하다면 비정상적인 상태라고 할 수 있을 것이다.

그러면, 이름을 부르거나 말을 걸어 보아도 쳐다보지도 않고 거의 반응이 없는 아기에 대해서 생각해 보자.이런 경우, 우선 문제가 되는 것은 소리에 대한 반응이 아기의 성장에 따라 어떻게 변하는지, 그리고 건강한 아이의 청각 반응이 어떻게 발달하는지에 대한 것이다.

성장에 따른 소리에 대한 반응성

이 점에 대해서 일반적으로 나타나는 사항을 정리해 보면, 기계나 도구 등에서 나는 물리적인 소리 — 전문용어로 비생명적 청각자극이라고 불리는 것 — 에 대해서는 갓 태어난 아기들도 놀람반응(모로 포옹반사; Moro's embrace reflex)을 보이며 생후 1~2개월된 아기는 소리를 듣고서 그 때까지 하고 있던 동작, 예를 들면 젖먹는 동작 등을 일시적으로 중단하는 반응을 보인다. 그리고 생후 3개월쯤 되면 숟가락을 맞부딪치는 소리에 대해 소리가 나는 쪽으로 머리를 돌려서 쳐다보는 횟수가 많아진다. 이와는 달리, 사람의 목소리나 동물의 울음소리와 같은, 소위 생명적 청각자극에 대해서는, 생후 1~3개월 된 아기의 경우, 울고 있을 때 말을 걸면 울음을 그치고 생후 4~7개월이 되면 머리를 돌려서 소리가 나는 쪽으로 정확하게 얼굴을 돌린다.

이와 같은 정상 아기에서의 청각반응의 발달과정을 살펴볼 때, 처음에 문제로 제시했던 생후 4개월 된 아기의 경우, 소리가 나는 쪽으로 고개를 돌리지 않는 것은 오히려 당연한 것으로 걱정할 필요가 없다는 것을 알 수 있다.

그러나 이 시기에, 발달이 빠른 아기는 소리가 나는 쪽을 쳐다보기 때문에 어머니가 걱정하는 것처럼 청력장애로 인해 돌아다보지 않을 수 있다는 가능성도 절대로 배제할 수는 없을 것이다.

더구나, 이 아기가 4개월이 아니고 7개월이 지난 아기라고 가정하면 그 가능성은 더욱 커진다. 적어도 청력장애를 의심해 보아야 할 필요가 있는 것이다.

청력장애의 여러 가지 원인

청력장애는 물론 여러 가지 원인으로 인해 발생되지만 유유아 시절의 청력장애는 유전이나 선천적인 이상으로 나타나는 경우가 많다. 그러나 통계상 이것보다 더 큰 원인은 임신 중에 풍진이나 톡소플라즈마와 같은 감염증에 걸린 경우, 분만시의 산소 결핍, 심한 신생아 황달에 동반되는 황달성 뇌장애(핵황달), 그리고 유아기에 홍역이나 수막염 등에 걸린 경우 등이다.

일반적으로 유유아의 청력장애를 진단하는 것은 아동이나 어른에 비하면 어렵다. 객관적인 청력검사를 어른들처럼 간단하게 실시할 수 없기 때문이다.

그러나, 최근 들어 일상생활에서 볼 수 있는 어린이의 행동을 통해 청력장애의 유무를 추정할 수 있는 정밀한 체크리스트가 테이쿄대학(帝京大學) 이비인후과의 타나카 (田中美鄕)교수 등에 의해 만들어졌고, 청각 자극을 주었을 때 나타나는 뇌파의 파형 변화를 컴퓨터로 합산하는 검사법이 개발되었기 때문에 청력장애가 의심되는 경우에는 가능한 한 빨리 이비인후과 의사에게 상담하는 것이 좋다.

이름을 불러도 쳐다보지 않고 말을 걸어도 반응을 보이지 않는 아기의 경우 청각장애 외에, 고려해야 할 또 하나의 장애는 '청각실인증(auditory agnosia)'이다.

이 질환은 '중추성 청각정보 처리장애' 라는 다소 어렵고 긴 이름으로 불리기도 하는데, 청력이나 지능은 정상이지만 외부에서 오는 청각 정보를 식별한다거나 혹은 인식한다거나 혹은 추측하는 일이 어려운 상태를 말한다.

일반적으로 외부로부터 오는 청각 정보는 와우신경을 통해 와우신경핵에 전달되고 뇌간 부위에 있는 몇 개의 청각중추를 순차적으로 올라가는 과정에서 정보처리가 진행되어 마지막으로 대뇌피질에 도달하게 된다. 여기에서 말하는 청각실인증은 '대뇌피질청각야' 라는 부분의 장애로 인해서 발생한 것이라고 생각된다.

청각실인증에 걸린 아이는 말이나 사람의 목소리에 관심이 없으므로 말을 걸어도 반응이 없는 것은 당연한 일인데, 실제로 언어발달이 늦은 유아들의 일부에서 이러한 증상이 나타나는 경우가 있다.

아기의 입속

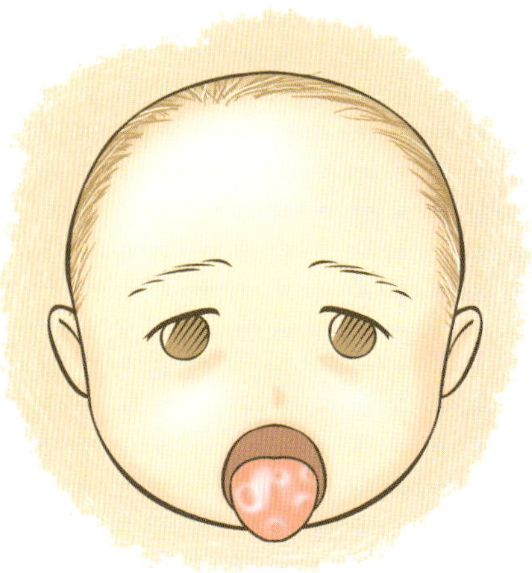

아기의 입속에 생기는 이상 증상도 소아과에 많이 상담해 오는 내용 중의 하나이다.

예를 들어, 입안 볼 점막 표면에 젖 찌꺼기와 같은 하얀 것이 묻어 있는데 거즈로 닦아도 없어지지 않는다며, 어떻게 해야 되느냐고 질문을 받는 경우가 있다.

그러한 증상의 대부분은 '칸디다'라는 곰팡이의 일종으로 생긴 구내염, 즉 '아구창'이다. 하얀 부착물은 혀와 입천장까지 넓게 퍼지는 경우도 있고, 칸디다가 대변으로 배설되어 칸디다피부염이라고 불리는 '기저귀진(diaper rash)'의 원인이 되는 경우도 있다.

이것과 혼동되기 쉬운 것으로 '지도상설(geographic tongue)'이라는 것이 있다. 이러한 명칭이 붙여진 이유는 아기의 혀 표면에 하얀 설태가 낀 부분과 설태가 끼지 않은 부분이 섞여서 마치 지도와 같은 무늬가 나타나기 때문이다. 그리고 이 무늬는 하루, 이틀의 짧은 시간 동안에 그 모양이 변해간다. 혀가 짓물러 있는 것 같아 통증이 있지나 않을까 하고 걱정이 되겠지만, 실제로는 일종의 체질적인 특징으로 전혀 통증이 없으며 치료할 필요도 없는 증상이다.

설소대단축증(혀유착증)

혀의 이상 중에서 주의해야 할 것은 무엇보다도 '설소대단축증(혀유착증, tongue-tie)'이다. 우리들의 혀 아래쪽의 한가운데에는 설소대(혀주름띠, frenulum of tongue)라는 점막벽이 있는데, 이 벽의 구조나 부착 형태에 따라서 혀 앞 부분의 움직임이 방해를 받는 경우가 있다. 이러한 상태를 설소대단축증이라고 하는데, 이것으로 인해 젖을 먹을 때 장애를 받는다거나 "라·리·루·레·로"의 발음에 장애가 생긴다거나 하는 심각한 문제는 거의 나타나지 않는다.

설소대와 비슷한 점막벽은 윗입술 안쪽의 한가운데, 즉 윗입술과 위턱의 잇몸 사이에도 있는데, 이것이 앞니 사이에 큰 틈을 만드는 원인이 되기도 한다. 걱정되는 경우에는 소아외과나 이비인후과에 상담해 보는 것이 좋다.

치은낭종

아기의 입속 소견에서, 자주 상담받는 것으로 '치은낭종'이 있다. 이것은 직경 1mm 이하의 흰색 몽우리로 잇몸을 산맥으로 비유할 경우, 보통은 산등성이 부분에 드물게는 산의 양쪽 경사면

부분에 나타난다. 외국의 통계에 따르면 백인 신생아의 26~53%, 흑인 신생아의 11~40%에서 관찰된다고 하는데, 우리나라 신생아의 경우에도 적지 않게 관찰된다. 어쨌든, 전혀 해가 없고 또 자연히 사라지기 때문에 특별한 치료를 할 필요는 없다.

상피진주

치은낭종과 아주 비슷한 작은 몽우리가 입천장의 정중앙선 위에 나타나는 경우가 있는데, 이것을 '상피진주(epithelial pearl)'라고 하며 신생아의 54~68%에서 관찰된다. 이것도 생후 수주일 내지 수개월 내에 자연히 사라진다.

치은림프관종

치은낭종이나 상피진주보다 약간 크고 직경이 3~4mm 정도인 옅은 푸른색의 반구형 몽우리가 잇몸의 능선 혹은 아래턱 잇몸의 안쪽 경사면에 발생하는 경우가 있다. 이런 몽우리가 한 개만 생기는 경우도 있지만 2~4개가 생기는 경우가 있는데, 이것은 림프관에서 발생된 림프관종으로 '치은림프관종'이라고 한다. 통계에 따르면 흑인 신생아의 3.7%에서 관찰되는데 우리나라 신생아에서도 가끔 관찰된다. 그러나 대부분은 자연히 사라지므로 특별히 치료할 필요가 없다.

치은막

갓 태어난 신생아의 잇몸소견에 대해서 지적해 두고 싶은 또 한 가지는 '치은막'이란 것이 있다.

이 치은막은 신생아의 잇몸을 산에 비유했을 때 산등성이에 해당되는 부분, 즉 나중에 앞니가 나올 부위에 있는 점막벽을 말한다. 잘 관찰해 보면 모든 신생아에게서 볼 수 있는데, 특히 젖을 먹고 난 직후에 가장 선명하게 나타난다. 이것은 젖꼭지를 빨 때에 입 속으로 공기가 들어가지 않도록 기밀상태(꽉 막혀 기체가 통하지 않는 상태)를 유지하는 역할을 한다.

치은막은 보기에 따라서는 마치 치아가 나와 있는 것처럼 보이지만 실제로는 점막벽이며 치아가 아니다. 그러나 갓 태어난 신생아도 실제로 치아가 나와 있는 경우가 있다. 이것을 '선천 치아'라고 하는데 젖을 먹을 때에 방해가 되므로 보통은 뽑아 버린다. 이것은 여분으로 생겨난 과잉치이므로 뽑아 버려도 유치는 정상적으로 나온다.

신생아기를 지난 아기의 경우, 치아가 나오기 시작하는 시기와 치아가 나오는 순서가 문제되는 경우가 많다. 예를 들어 생후 8개월이 되었는데도 아직 치아가 나오지 않는다거나 또는 치아가 나오는 순서가 육아서적에 기록되어 있는 것과 다른 경우를 들 수 있다. 그러나 치아가 나오기 시작하는 시기나 나오는 순서에도 모두 개인차가 있기 때문에 크게 걱정할 필요는 없다고 생각한다.

호흡정지발작

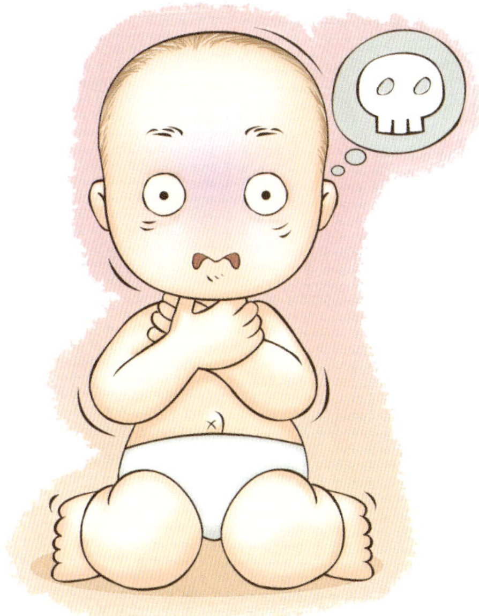

심하게 울던 아이가 숨을 내쉰 상태에서 10초 내지 20초 정도 호흡을 멈추는 경우가 있다. 그리고, 이럴 때에는 종종 전신이 빳빳하게 굳었다가 뒤로 젖혀지는 강직성 경련(tetanic spasm)이나 손발을 심하게 떠는 간대성 경련(clonic spasm)이 동반된다.

이러한 발작을 '호흡정지발작'이라고 한다. 이전에는 '분노경련'이라든지 '호흡성 격정경련'이라는 독일식 명칭을 사용했었는데, 최근에는 영국이나 미국식으로 '호흡정지발작'이라는 명칭을 사용한다.

어쨌든, 이러한 호흡정지발작이라는 말을 처음으로 쓴 사람은 《참회록》과 《에밀》의 저자로 유명한 '장 자크 루소'이다.

그의 저서 《에밀》 제 1편의 끝 부분에 호흡정지발작과 비슷한 증상을 기술한 부분이 있다. 어린 아이는 욕구가 채워지지 않으면 계속해서 우는데, 달래 보거나 잠을 재우려고 해도 울음을 그치지 않는 경우에 난폭한 유모는 어린 아이를 때리는 일이 있다고 기술한 다음에, 다음과 같은 문장이 이어진다.

"그렇게 심하게 울던 아이가 유모에게 매를 맞는 것을 본 적이 있는데, 나는 결코 그것을 잊을 수가 없다. 어린 아이는 "뚝"하고 울음을 멈추었는데 나는 그 아이가 무서워서 울음을 멈추었을 것이라고 생각했다." "하지만 내 생각은 틀린 것이었다. 가엽게도 그 아이는 분노로 목이 막혀 버렸던 것이었다." "얼굴이 보라색으로 변하더니 조금 있다가 격렬하게 소리를 지르는 것이었다. 그 나이 또래의 아이가 느낄 수 있는 원한, 분노, 절망의 모든 것이 그 소리에 담겨 있었다."

창백형 발작과 청자형 발작

루소가 묘사했던 그 어린 아이는 지금 생각해 보면 '호흡정지발작'이었던 것이 틀림없는데, 현재는 이 호흡정지발작을 두 종류로 분류하고 있다.

그 하나는 얼굴색이 새파랗게 되는 '창백형 발작'이다.

이런 형태의 발작은 외상을 입었거나, 넘어졌거나, 머리 부위의 타박상을 입는 등의 신체적인 사고가 원인으로 일어나는 경우가 많다. 대부분의 경우 실신 상태에 이르게 된다.

또 다른 하나는 '청자형 발작'으로, 발작이 일어나면 얼굴이 검푸른색 혹은 보라색으로 변한다. 발작을 유발하는 원인은 불만, 다툼, 분노 등 정신적인 요인이 많다. 때로는 창백형 발작과 마찬가지로 의식을 잃는 경우도 있지만, 대부분은 실신에 이르기 전에 호흡이 다시 돌아온다.

루소의 《에밀》에 등장한 아이는 창백형 발작이 아니라 청자형 발작이라고 생각된다. 얼굴색이 보라색으로 변했다고 기술되어 있으며 실신에까지는 이르지 않았다고 생각되기 때문이다.

이상으로 창백형과 청자형의 두 가지 형태를 비교하면서 이들의 서로 다른 점들에 대해 검토해 보았는데, 이들 두 가지 형태의 공통점 또한 적지 않다.

두 가지 형태 모두 아이가 한창 울고 있을 때에 발생하는 호흡정지발작이라는 점에 있어서는 똑같다. 그리고 이것은 간질발작과 호흡정지발작을 구분하는 중요한 감별점이기도 하다. 한창 울고 있을 때에 간질발작이 일어나는 경우는 극히 드물기 때문이다. 숨을 내쉰 상태에서 호흡이 멈춘다는 것과 그 지속시간이 30초 이내라는 점도 이 두 가지 형태의 공통점이다.

어느 쪽의 발작도 경련을 동반하는 경우가 많다.

그리고, 생후 18개월 이내에 최초의 발작이 일어나고 대부분의 경우 4년 이내에, 늦어도 7~8년 이내에는 발작이 소실된다는 것도 창백형 발작, 청자형 발작의 두 형태에 공통된 특징이다. 또한 발작의 발생빈도도 2~3주 사이에 1회 정도인 경우가 있는가 하면 하루에 몇 번씩 반복되는 경우도 있다.

이 두 가지 형태 중 어느 쪽이 많이 나타나는가 하는 점도 조사를 했는데, 그 결과에 의하면 전체의 19~22%가 창백형 발작, 54~62%가 청자형 발작, 19~22%가 혼합형 혹은 분류가 불가능한 형태였다.

여기에서 마지막으로, 호흡정지발작을 일으킨 아이를 다루는 방법이나 치료방법에 대해서 살펴보면, 이 발작은 해롭지 않기 때문에 특별한 치료를 필요로 하지 않는다는 것이 일반적인 견해이다.

발작이 하루에 여러 번 일어난다거나 발작 때마다 산소 결핍으로 인한 경련을 동반하는 중증인 경우에는 약물치료를 하는 경우도 있지만, 대개는 약물 치료를 하지 않는다. 한창 발작이 진행될 때에는 아이를 옆으로 눕히고 주의 깊게 상황을 관찰해야 하지만 응급소생술은 권장할 만한 방법이 아니라고 생각한다. 지금까지의 조사로는 발작으로 사망한 예가 1만명 중 2명에 지나지 않기 때문에 발작이 자연적으로 사라지기를 기다리는 것이 가장 좋은 방법이라고 할 수 있다.

목 흔들기

생후 6개월 전후의 아기를 키우는 엄마로부터 "우리 아기는 자주 목을 흔드는데 걱정하지 않아도 될까요?"라는 질문을 받는 경우가 있다. 그러나 목을 흔드는 동작에는 상대방의 말을 수긍할 때처럼 위아래로 흔드는 동작도 있고, 부정할 때처럼 좌우로 흔드는 동작도 있다. 그리고 교대로 머리를 좌우방향으로 기울이는 동작도 있다.

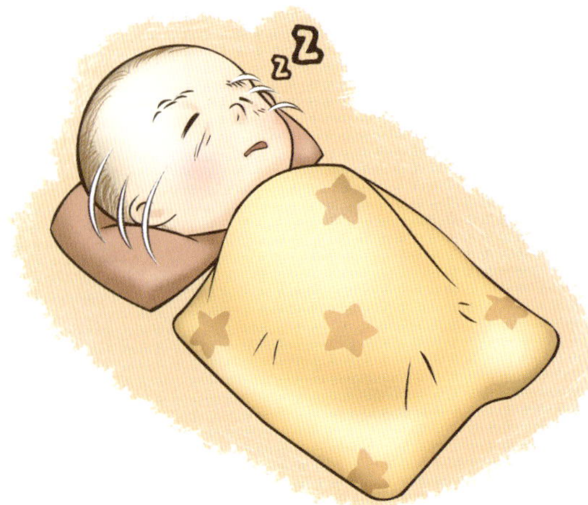

버릇으로서의 목 흔들기

아기의 어머니에게 '목을 흔든다'고 하는 것이 어떤 동작을 가리키는지 물어 보면, 똑바로 누워서 자고 있던 아기가 머리를 좌우로 돌리는 동작을 가리키는 경우가 많다. 또 그로 인해 뒤통수 부분에 머리숱이 적어졌다고 호소하는 사람도 있다. 그리고 그 외에 가끔 머리의 회전운동이 아니라 목을 세로로 흔드는 동작과 머리를 앞뒤로 움직이는 동작을 가리키는 경우도 있다.

어쨌든, 이러한 목 흔들기 운동은 생후 2~3개월이 지난 후부터 시작하는데, 특히 6~10개월경에 시작하는 경우가 비교적 많으며 만 1세가 지나서 시작하는 경우는 거의 없다.

그리고 이러한 목 흔들기는 아기들의 일종의 버릇으로 보는 견해가 많다. 적어도 뇌에 어떤 병변이 있어서 나타나는 특별한 증상은 아니라는 것이다. 그냥 경과를 지켜보면서 그대로 두어도 대개는 1개월 이내에, 길어도 1년 이내에는 사라지기 때문이다. 따라서 아기가 다른 증상 없이 단지 목을 흔드는 것이라면 걱정할 필요가 없다.

그러나 이러한 목 흔들기와 구별해야 할 것으로 '점두경련(spasmus convulsion)'과 '점두간질(salaam epilepsy)'이라는 두 가지 질환이 있다.

점두경련

점두경련은 '목 흔들기' 외에도 '안진'이라는 눈알의 이상운동과 '머리를 기울이는 동작'을 나타내는 것이 특징이다. 그리고 이 때의 목 흔들기는 아기가 앉아 있거나 서 있을 때에 일어나고 잠자고 있을 때에는 결코 일어나지 않는다는 점도 앞에서 설명한 목 흔들기와는 다른 점이다.

이 점두경련이라는 병의 원인으로는, 성장 환경이 좋지 않다거나 혹은 비타민 A나 D의 부족 때문이라는 등의 여러 가지 설이 있지만, 현재는 일종의 신경계통에 초래된 발달장애라고 보고 있다. 이 병은 생후 4개월에서 12개월 사이에 많이 발병하는데, 1~2년이 지나면 대개 자연적으로 치유되므로 걱정할 필요는 없다.

점두간질

점두간질이라는 명칭은 점두경련과 혼동되기 쉽기 때문에 최근에는 '웨스트 증후군(West syndrome)'이라고 많이 부른다. 이 질환은 버릇으로 목을 흔드는 행위나 점두경련으로 목을 흔드는 행위와는 다른 것으로 치료가 어려운 질환이다.

생후 3개월에서 12개월 사이에 많이 발병한다는 점은 점두경련과 비슷하지만 나타나는 증상은 그것과 다르다. 우선, 머리를 순간적으로 앞으로 구부리는 동작을 0.5초에서 1초 정도의 짧은 간격으로 몇 번이고 되풀이한다. 그리고 이러한 동작을 할 때, 대개 손발도 순간적으로 함께 움츠린다. 요컨대, 전신을 순간적으로 굽히는 동작이 연속적으로 나타난다는 점이 이 질환의 특징이다. 그리고 보통 이러한 증상이 하루에 몇 번이고 되풀이된다. 이러한 점두간질 혹은 웨스트 증후군을 앓고 있는 아이의 뇌파기록을 보면 크고 작은 여러 가지 뇌파가 혼란스럽게 뒤섞여 있어 건강한 아기의 뇌파와는 전혀 다른 양상을 보인다. 즉, 심한 변화를 보인다는 것이다.

점두간질은 간질의 일종으로, 이에 대한 치료에는 여러 가지 항간질약, 호르몬, 감마글로불린 등이 이용되고 있으나 간단하게 치료되지 않는 경우가 많고, 발작은 없어졌더라도 지능발달이나 운동발달이 늦어지는 경우가 있다. 이 질환이 의심되는 경우에는 가능한 한 빨리 소아과 의사의 진찰을 받아야 한다.

젖가슴이 커진다

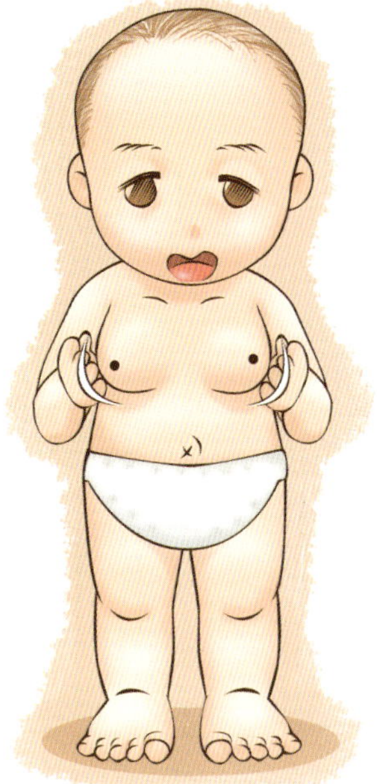

요즈음에는 초등학교의 고학년 여학생들 중에도 유방이 큰 아이들이 가끔 눈에 띄는데, 그만큼 성숙과정이 빨라졌기 때문이라고 판단해서인지 특별히 걱정하는 부모님은 많지 않은 것 같다.

그러나 유유아의 젖가슴이 딱딱해졌다거나 남자 어린이의 젖가슴이 커지는 경우에는 큰 병이라도 걸린 것이 아닐까 하고 걱정을 한다. 이렇게 비정상적으로 젖가슴이 커지는 경우를 조사해 보았다.

신생아의 젖가슴이 커지는 경우

조산아나 미숙아의 경우는 다르지만, 분만예정일에 맞게 보통 체중으로 태어난 대부분의 갓난아기의 경우, 남녀를 불문하고 생후 2, 3일경에 젖가슴이 부어오르고 손을 대보면 큰 콩알만한 크기에서부터 엄지손가락의 끝마디 크기의 응어리가 만져지며, 세게 눌러 보면 분비물이 나온다.

이 분비물을 '마유(witch's milk)'라고 하는데, 젖가슴이 커지거나 마유가 분비되는 것은 태아 때에 어머니로부터 공급받은 호르몬이 아기의 몸 안에서 사라져가는 과정을 반영하는 현상이다. 이렇게 젖가슴이 커지는 현상을, 여자 아기에게서 가끔 나타나는 대하나 성기 출혈과 함께 '미니어추어(miniature)청춘' 이라고 부르기도 한다.

어린이의 젖가슴이 커지는 경우

어린이의 젖가슴이 커질 때 가장 문제가 되는 질환으로, 소위 '**조기 유방발육**'이 있다. 이 '조기 유방발육' 라는 명칭은 영어의 'premature thelarche' 를 번역한 것이다. 'premature' 는 빠른 시기를 의미하고 'thelarche'는 그리스어로 젖꼭지를 의미하는 'thele'와 시작을 의미하는 'archaios'의 합성어이다.

'조기 유방발육'이라는 것은 대개 9세 경에 시작되는 젖가슴 발육이 8세 미만에 시작되는 경우를 가리킨다. 최근 미국의 미네소타주에 있는 어느 지방에서 실시된 조사 및 연구결과에 따르면 '조기 유방발육'이라고 진단된 48명의 여자아이들의 나이는 1세 미만이 10례, 만 1세가 19례, 2~4세가 6례, 5~7세가 13례였다고 한다. 그리고 양쪽 가슴 중, 어느 쪽에서 먼저 나타났는가 조사해 보았더니 오른쪽이 16례, 왼쪽이 9례, 좌우 양쪽이 23례였다고 한다. 또한 젖가슴의 크기는 지름이 1cm에서 1.6cm 사이였는데 전체 아이들의 2/3는 '조기 유방발육'이라고 진단되고 나서 6개월 내지 6년 사이에 젖가슴의 크기가 작아졌으나 4명은 젖가슴이 커진 상태 그대로 사춘기까지 이행되었다고 한다. 이 조사는 상당히 긴 세월에 걸쳐 조심스럽게 실시되었는데 어린아이들이 16세 내지 42세가 된 시점에서 실시된 앙케트 조사에 의하면 성인으로 성장했을 때의 신장은

155~173cm였고 초경 연령도 평균 수준이었으며 유방암이나 난소암도 발생하지 않았고 임신이나 분만에 있어서도 이상은 나타나지 않았다고 한다.

젖가슴이 커지는 것은 앞에서 서술했던 '미니어츄어(miniature) 청춘'의 경우를 제외하고는 여자아기에게서만 나타나는 현상이라고 생각하기 쉽지만, 사춘기에 들어선 남자아이의 젖가슴이 커지는 것도 결코 신기한 일이 아니다. 남자아이의 젖가슴이 커져 콩알 크기에서 새끼손가락 끝마디 크기의 응어리가 만져지는 경우를 '여성화 유방'이라고 하는데, 사춘기 남자아이의 반수 이상에서 이런 종류의 변화를 관찰할 수 있다. 이것을 '생리적 사춘기 여성화 유방'이라고 하는데 대개는 수개월 안에 자연히 없어진다. 젖가슴의 발달 정도는 좌우 대칭으로만 커지는 것이 아니라 오른쪽만 커지는 경우도 있고 왼쪽만 커지는 경우도 있다. 또한 커진 젖가슴을 누르면 가벼운 통증이 나타나는 경우도 있다.

이러한 현상이 나타나는 원인은 사춘기에 다양한 성호르몬의 분비가 급속도로 증가되었기 때문으로 생각되고 있다.

이상으로, 신생아와 어린이의 젖가슴이 커지는 변화에서 그냥 두어도 지장이 없는 경우를 살펴보았다. 그러나 호르몬의 분비이상이나 선천성 질환으로 인해 젖가슴이 커지는 경우도 전혀 없다고는 할 수 없으므로 의심스러운 경우에는 소아과나 소아외과 의사와 상담하는 것이 좋다.

아기의 포경

요즈음 아기의 포경이 걱정된다며 소아과 외래에 아기를 데리고 오는 어머니들이 많아졌다. 포경 수술의 광고가 눈에 잘 띄기 때문인지 핵가족화 때문에 의논할 사람이 없기 때문인지, 아니면 포경이 음경암의 원인이 된다는 근거가 희박한 정보 때문인지 이유는 알 수 없지만 아무튼 포경을 걱정하는 부모들이 많아진 것 같다.

뿐만 아니라, 이들 중에는 의료 관계자로부터 포피(包皮)를 뒤집어서 매일 귀두를 씻기라는 이야기를 듣고 그대로 해 보았더니 아기가 아파서 울기만 할 뿐, 잘 되지 않는다고 호소하는 사람도 있다.

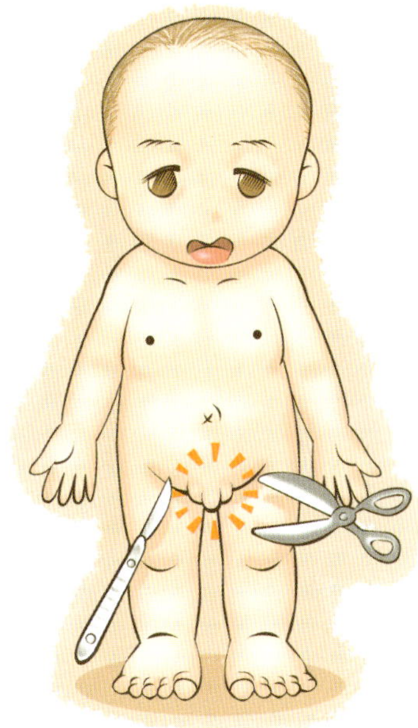

포경 형태의 분류

음경의 형태에는 개인차가 있고 또한 연령에 따른 차이도 있지만, 포경의 형태는 다음의 4가지로 분류하고 있다.

① 자연 상태에서도 귀두가 노출되어 있는 형태

② 포피를 뒤집으면 귀두가 노출되는 형태

③ 귀두와 포피가 유착되어 있어 포피를 뒤집으려고 해도 완전히 뒤집히지 않고 노출도 되지 않는 형태

④ 포피륜(포피 앞쪽 끝의 열려 있는 부위)이 좁아서 귀두를 노출시킬 수 없는 형태

이들 중에서, ④의 포피륜이 좁아서 귀두를 노출시킬 수 없는 것을 진성(眞性) 포경이라고 하며 포피를 뒤집으면 귀두가 완전히 혹은 불완전하게 노출되는 상태, 즉 ②와 ③을 가성(仮性) 포경이라고 한다.

이러한 분류 방법으로 일본의 1세 미만의 아기를 조사한 '오오타(大田黑和生)'씨의 보고(소아과, 16권, p.461, 1975)에 의하면, 분류 ④가 전체의 20%, ③이 60~70%, ②가 5~10%이며, ①의 형태는 거의 없다고 보아도 될 것 같다.

다시 말하면, 아기들의 20%는 진성 포경이고 나머지 80%는 가성 포경이다. 아기들의 포경이 생리적인 것이라고 말하는 것도 이러한 사실을 토대로 한 것이다.

그러나 성장함에 따라 음경의 형태나 크기가 변화하여 10세 이후에는 진성 포경(④의 형태)이 2~3%로 감소하고, ③의 가성 포경도 10%로 감소한다.

포경에 대한 대책이 부모의 최대의 관심사이긴 하지만 앞에서 설명한 것과 같은 자연경과로 볼 때, 일반적으로 특별한 대책을 세울 필요가 없다고 생각한다.

손으로 무리하게 귀두를 노출시켜서 씻을 필요도 없고, 포피와 귀두 사이에 귀두지(smegma)가 끼어 있다고 해도 이것을 무리하게 제거할 필요도 없다. 귀두지가 음경암의 원인이 된다고 하는 학설은 근거가 희박하기 때문이다.

그러나, 포피륜이 아주 좁아서 소변이 잘 나오지 않거나 소변이 나올 때 포피의 앞 끝 부분이 풍선처럼 부풀어 오르는 경우에는 수술을 해 주는 것이 좋다. 또한, 귀두포피염(balanoposthitis)이 반복되는 경우에도 되도록 빠른 시기에 수술을 하도록 권장하고 있다.

수술방법에도 여러 가지가 있지만, 최근에는 수술 후 포피의 외관이 같은 나이의 아이들과 거의 동일해지는 '웰시법'이 많이 이용되고 있다. 수술 자체는 그렇게 손이 많이 가는 대수술은 아니지만 어른에 대한 수술법과는 전혀 달라서 주의를 요하므로 소아병원의 비뇨기과와 같이 아이의 수술을 전문으로 하는 곳에서 시술받는 것이 좋다.

할례

아기의 포경 문제와 관련해서 '할례'에 대해서도 살펴보겠다. 할례를 받은 사람은 음경암이 발생할 확률이 적다는 설이 있기 때문이다.

할례란 포피를 잘라내어 귀두를 노출시키는 것으로 보통 태어난 지 얼마 되지 않은 신생아에게 실시하는데, 유아기에 실시하는 경우도 있다. 할례는 옛날부터 유대교 신자나 이슬람교 신자들 사이에서 실시되어온 종교적인 의식으로 유대인이 미국에 이주한 후부터 미국에 전해졌고, 현재는 전세계 인구의 1/6에 해당하는 사람들이 할례를 받고 있다고 한다.

할례가 음경암의 발생 빈도를 감소시킨다고는 하지만, 할례를 실시하지 않았던 지역에서 오히려 음경암이 적었다든지, 할례가 실시되었던 자바섬에서 음경암의 발생 빈도가 높았다는 반대론도 있다.

요컨대, 할례는 종교적이고 관습적인 것으로 특별한 의학적 의미를 부여하기는 어려울 것 같다.

엉덩이 주위의 이상 징후

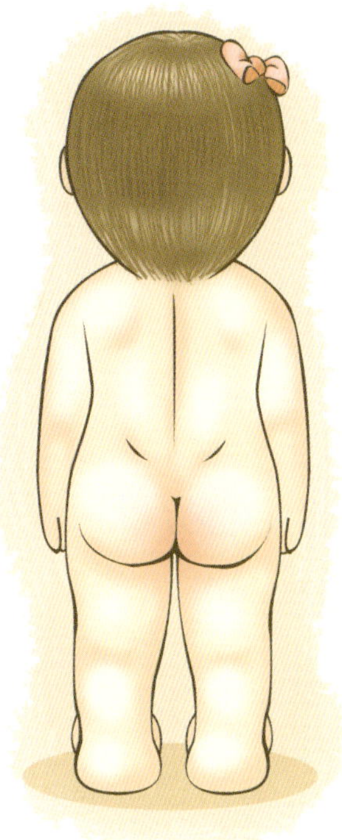

처녀막 태그

첫아기를 키우는 부모에게 있어서 걱정이 되는 것 중 하나로 여자 아기의 '처녀막 태그(tag)'가 있다.

옅은 분홍색으로, 돗자리의 가장자리를 둘러싸고 있는 천처럼 보이는 점막이 외음부에서 나와 있는데 이것이 처녀막 태그이다.

이것은 부종으로 인해 두꺼워진 처녀막의 일부이다. 이것을 영어로 'hymenal tag'라고 한다. 'hymenal'은 '처녀막의'라는 의미의 형용사이고 'tag'는 꼬리표, 늘어진 끝단, 쪽지 등의 의미를 가진 보통명사이다.

현재, 적당한 우리말 용어가 없기 때문에 여기서는 '처녀막 태그'라는 명칭을 사용하기로 하겠다.

처녀막 태그는 신생아의 10~15%에서 나타난다.

외음부의 어디에서 관찰되는지 그 위치를 알아보기 위해 아기를 똑바로 눕히고 발쪽에서 올려다 보면 외음부 혹은 질의 입구를 시계의 문자판에 비유했을 때, 50% 정도가 12시 방향 전후의 위치에 있고 1/4은 6시 방향 전후에, 그리고 나머지 1/4은 그 밖의 다른 위치에서 관찰된다.

처녀막 태그 외에, 여자 신생아나 유유아의 외음부에 대해서는 미국에서 상세한 연구가 이루어지고 있고, 일본에서는 일본의과대학의 '무나카타(宗像)'명예교수가 연구했던 적이 있다. 그의 조사 결과에 의하면 처녀막 태그의 발생률은 14.3%였는데, 처음으로 발견한 시기는 생후 1.0일, 소실될 때까지의 경과일수는 5.8일이었으며, 태반의 중량이 가벼울수록 발생율이 높았다고 한다.

어쨌든, 이 처녀막 태그는 신생아기에만 나타나는 생리적 소견이므로 특별한 치료를 필요로 하지 않는다.

다음으로, 항문 부위에 나타나는 태그를 '보초항문태그'와 '항문태그'로 나누어 검토해 보겠다. 이것도 종종 아기를 키우는 부모에게 걱정거리가 되기 때문이다.

보초항문태그와 항문태그

아기의 항문 부위의 피부가 쌀알 내지는 팥알 크기의 폴립이나 버섯 모양으로 융기되어 있어서 치핵이 아닌가 하고 걱정이 된다는 상담을 받는 경우가 종종 있다.

이러한 버섯 모양의 병변은 두 가지의 원인에 의해서 발생한다.

그 중 하나는 '항문열상' 혹은 '치열' 에 동반되는 '보초항문 태그', '보초치핵' 혹은 '파수꾼돌기' 등의 이름으로 불리는 병태이다.

만성 변비가 있을 경우에는 딱딱한 변이 항문을 무리하게 넓히면서 통과하기 때문에 항문 부위에 균열이 생기고 감염이 발생되며, 만성 염증이 생겨 궤양이 생긴다. 이 궤양의 아래끝 부분, 즉 항문 가장자리에 생긴 조그마한 피부의 혹을 출입구에서 망을 보고 있는 보초에 비유하여 '보초치핵' 혹은 '파수꾼돌기'라는 이름을 붙인 것이다.

겉모양은 '치핵'과 비슷하지만, 치핵은 항문 주변에서 발생된 정맥류로 이 병변과는 전혀 성질이 다른 것이다.

어쨌든, 보초치핵은 항문 열창에 의해 부수적으로 생기는 병변이므로 항문 열창의 원인인 만성 변비를 치료해야 한다.

항문 부위에 생기는 폴립 혹은 버섯 모양의 병변 중에서 또 하나의 형태는 선천성 이상 혹은 기형의 일종이라고 생각되는 것이 있는데, 이것을 '항문부 폴립상 융기'라고 부르는 사람도 있으나, 여기에서는 간단하게 '항문태그'라고 하겠다.

이들 두 가지 병변, 즉 '보초치핵'과 '항문태그'는 때때로 혼동되고 있고 해설이 틀린 책들도 자주 눈에 띈다. 그러나 모양만 이상할 뿐 특별한 치료를 요하지 않는 '항문태그'와, 통증이나 출혈을 동반하는 항문 열창으로 인해 생긴 '보초치핵'은 확실하게 구별해야 한다.

이 양자를 구별하기 위한 하나의 근거는 그들의 발생 부위로, 항문태그는 항문을 시계의 문자판으로 비유했을 때 12시의 위치에 발생하기 쉽고 보초치핵은 6시의 위치에 발생하기 쉽다는 점이다.

또한 이 양자를 구별하기 위한 또 다른 근거는 통증이나 출혈을 동반하는 만성 변비의 존재 여부이다.

엉치꼬리 부위의 피부함몰

아기의 엉덩이 주위에 생기는 또 하나의 걱정거리에 '엉치꼬리 부위의 피부함몰'이 있다.

우리의 척추는 세로로 연결된 24개의 척추뼈와 그 아래로 이어진 엉치뼈와 꼬리뼈로 구성되어 있는데, 척추의 아래끝에 가까운 엉치뼈와 꼬리뼈의 결합 부위 부근의 정중앙에 있는 피부에 조그만 함몰이 생겼다고 일부러 진찰을 받으러 오는 사람이 있다.

그러나, 이런 종류의 얕은 함몰은 신생아의 15~30%에서 나타나는 소견으로 다른 증상 없이 함몰만 되어 있다면 검사나 치료를 받을 필요가 없다.

단, 피부의 함몰이 터널 모양으로 길게 뻗어 피하의 깊은 곳까지 도달해 있고 함몰 주변에 털이 나 있는 것은 '모소루(pilonidal sinus)'라고 하는데, 이것은 선천적인 것으로 외과적인 치료가 필요하다. 왜냐하면 이 부분에 세균 감염이 일어나는 경우가 많고 또한 수막염으로 진전되는 경우도 있기 때문이다.

아기의 땀

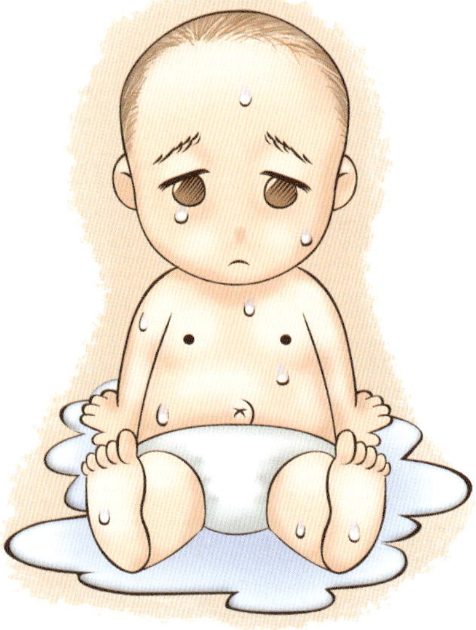

땀은 피부에 있는 땀샘에서 나오는 분비물이며, 땀샘에는 아포크린땀샘과 에크린땀샘의 두 종류가 있다. 그러나 아포크린땀샘은 겨드랑이, 젖꼭지 주위, 회음부 등, 극히 제한된 부위에만 존재하는 특수한 땀샘이므로, 흘리는 땀의 양을 좌우하는 것은 손바닥, 발바닥 및 겨드랑이를 포함한 전신에 분포되어 있는 에크린땀샘이다.

땀을 흘리는 부위와 그 원인

땀이라는 것은 샘물과 같이 항상 같은 속도로 분비되는 것이 아니고, 주어지는 자극에 따라서 나오는 양이 많아지기도 하고 적어지기도 한다. 발한 자극으로는 더위(온열자극) 외에도 미각이나 정신적인 긴장 등을 들 수 있다.

이들 중에서 더위에 의한 발한의 경우는 온몸에 땀

이(온열성 발한) 나지만 매운 것이나 신 것을 먹었을 때에 일어나는 미각성 발한의 경우는 얼굴과 머리, 그리고 목 부위에서 땀이 난다. 또, 긴장했을 때 일어나는 정신성 발한의 경우는 손바닥, 발바닥, 겨드랑이에서 주로 땀이 난다. '손에 땀을 쥐다' '겨드랑이에서 식은땀이 흐른다' 등의 말은 정신성 발한의 특징을 잘 표현한 것이라고 할 수 있다.

아기에게 초점을 맞춰 발한 문제를 다시 생각해 보자. 아기가 베개가 젖을 정도로 땀을 흘린다거나 몇 번이고 내의를 바꿔 입힐 정도로 땀을 흘리는 것은 온열성 발한에 의한 것이라고 생각된다.

아기가 땀을 흘리기 시작하는 온도는 어른과 마찬 가지로 30℃ 정도라고 한다. 그러나 이 온도는 옷 밑에서 직접 피부에 닿는 공기의 온도이므로 실내 온도로 말하면 25℃ 정도가 될 것이다. 그래서 아기는 신생아기를 제외하고는 어른보다 많은 양의 땀을 흘리며, 그 분비량을 같은 넓이의 피부 면적으로 환산해서 비교해 보면 어른의 2배에 해당하는데, 특히 막 잠들었을 때에 많은 양의 땀을 흘리는 것으로 나타났다.

따라서 어른에 비해서 아기가 더 많이 땀을 흘린다고 해도 특별히 걱정할 필요는 없다.

아기가 땀을 많이 흘리지 않도록 하려면 옷을 적게 입히거나 이불을 얇은 것으로 바꾸어 주거나, 실내 온도를 내리는 등의 일반적인 예방대책만으로 충분하다.

하지만, 아기가 땀을 많이 흘렸을 때에는 수분을 보충해 주는 것이 좋다. 왜냐하면, 눈에 보이는 발한 외에도 피부에서 증발되어 없어지는 눈에 보이지 않는 수분(불감성 수분손실)의 양도 증가되므로 체내의 수분이 부족해져 탈수의 위험이 있기 때문이다.

탈수가 일어났을 때의 처치

발한 외에도 설사, 구토 등으로 전신의 수분이 대량으로 소실되는 병태를 '탈수'라고 하는데, 이러한 경우에는 물뿐만 아니라 나트륨, 칼륨, 염소 등의 이온들도 함께 소실된다. 특히 설사나 구토에 의한 탈수의 경우에는 이들 이온들이 대량으로 소실되므로 물뿐만 아니라 나트륨이나 칼륨 등도 보충해 주어야 한다. 따라서 나트륨이나 칼륨의 농도가 위액이나 설사변의 농도와 비슷한 이온음료를 먹이도록 권장하고 있다.

그러나 땀 속에 함유되어 있는 나트륨이나 칼륨은 위액, 장액, 설사변 등과 비교해 보면 농도가 훨씬 낮으므로, 땀을 많이 흘렸을 경우에는 나트륨과 칼륨의 농도가 땀의 농도와 비슷한 포카리스웨트같은 스포츠 음료를 마시게 하는 것이 좋다.

노란 손바닥과 발바닥

감귤이 많이 나오는 계절이 되면 손바닥이나 발바닥이 노랗게 된 아이들을 볼 수 있다.

황달이 아닌가 하고 걱정하며 아이를 병원에 데리고 오는 어머니가 있는가 하면, 또 평소와 같이 건강하고 식욕도 좋아 큰 걱정은 없으나 만일의 경우를 대비해 아이를 진찰해 달라는 신중파 아버지도 있다. 이들 중에는 '감피증'이라는 병명까지 알고 있는 사람도 있다.

그러나 이 병명은, 밀감을 많이 먹은 아이의 피부가 노란 색으로 변하는 것을 보고 '엘빈 벨츠'라는 의사가 붙인 증상명이라는 사실을 알고 있는 사람은 많지 않을 것이다.

"엘빈 벨츠"(1849-1913)는 1876에 일본에 와서 1905년에 모국인 독일로 돌아갈 때까지 26년간을 토쿄대학의 교수로서, 또 3년간은 일본 황실의 궁내성 어의(御醫)로서 일본의 의학 및 의료 발전에 큰 공을 세운 의사인데, 일반인들에게는 오히려 《벨츠의 일기》라는 책의 저자로서 잘 알려져 있다.

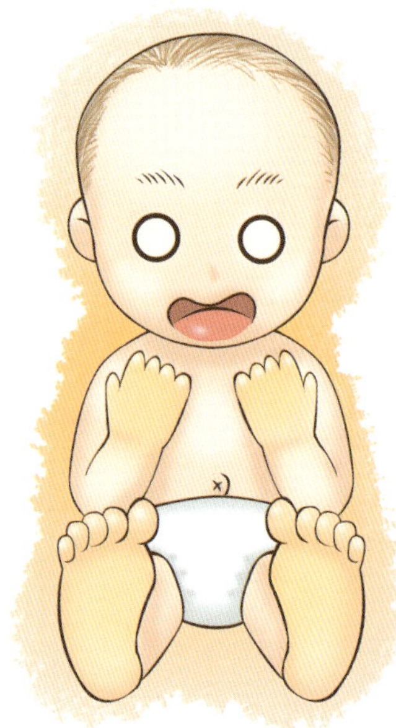

손발이 트거나 갈라질 때에 사용하고 있는 '벨츠 수(水)'라는 것도 엘빈 벨츠가 고안해 낸 피부 연화제로, 그 처방은 수산화칼륨 5g, 글리세린 200㎖, 알콜 250㎖, 증류수 100㎖에 적정량의 향을 첨가한 것이다.

감피증

벨츠는 1896년에 독일 의학잡지에 『밀감 과식으로 인한 피부의 특이한 착색에 대하여』라는 논문을 발표하였는데, 밀감을 많이 먹은 사람은 노란색 색소가 피부에 침착하여 얼굴, 손바닥 및 발바닥이 노랗게 된다고 설명하면서 이러한 증상을 감피증(aurantiasis cutis)이라고 명명하였다.

그러나 이렇게 피부가 노란색으로 변하는 것은 감귤을 많이 먹은 경우에만 나타나는 현상이 아니고 당근을 많이 먹은 경우에도 나타난다. 독일에서는 당근을 많이 먹어서 나타나는 경우가 많아 '당근황달'이라는 명칭도 있다.

일본에서는 호박의 과식으로 인한 경우가 많은데 이미 1922년에 홋카이도의 삿포로 시립병원에 근무하던 내과의사가 미국 의학잡지에 호박의 과식으로 인한 피부 착색에 관한 논문을 게재하였다.

이들 모두가 식물에 함유되어 있는 노란색 혹은 오렌지색의 색소, 즉 카로티노이드 색소가 혈액내에 증가하고, 그 결과 이 색소가 피부에 침착되어 나타나는 현상이므로 최근에는 감피증이라는 말 대신에 '카로틴혈증(carotinemia)'이라는 말을 많이 사용한다.

카로티노이드 색소, 프로비타민 A, 비타민 A의 관계

카로티노이드 색소에 대해서 좀 더 보충설명을 하자면, 이 그룹에 속하는 색소로는 약 80종류가 있으며, 당근, 망고, 밀감 같은 노란색 혹은 오렌지색의 야채나 과일에 많이 들어 있다.

그러나 그 외에도 시금치나 오이와 같은 녹색 야채에도 함유되어 있다는 것과 수박이나 토마토의 붉은색 또한 카로티노이드 색소라는 것을 기억해 둘 필요가 있다.

그리고 카로티노이드 색소와 관련된 가장 중요한 사항으로는 80종류의 색소 중에서 약 10종류가 사람의 몸 안에서 비타민 A로 변화하는 물질인 프로비타민 A라는 점이다. 알파카로틴, 베타카로틴 및 감마카로틴이 프로비타민 A의 대표적인 것들이다.

그러면, 비타민 A에 대하여 다시 한번 살펴보자.

비타민 A는 20세기 초에 발견된 비타민으로서 버터, 달걀, 간 등의 동물성 식품에 많이 들어 있으며, 이것이 부족하면 각막건조증이나 야맹증에 걸리기 쉽다.

그리고 서양 사람들에 비해 동물성 식품을 먹는 회수가 적었던 1900년대 초의 일본인들에게 비타민 A 결핍증이 좀처럼 나타나지 않았던 이유는 앞에서 언급한 바와 같이 비타민 A의 원료가 되는 카로티노이드 색소가 많이 함유된 황록색 야채를 충분히 먹었기 때문이라고 추측할 수 있다.

그러나, 감피증처럼 피부가 노란색으로 변할 만큼 혈액내의 카로티노이드 색소가 증가되었을 경우, 이것을 비타민 A 과잉증으로 걱정할 필요는 없는 것일까?

비타민 A의 급성 중독은 구토, 경련 등 수막염과 비슷한 증상을 보이는데, 이러한 급성 중독은 대부분 실수로 한꺼번에 많은 양의 비타민 A 제제를 먹은 경우에만 나타나므로 걱정할 필요는 없다고 생각한다.

이와는 반대로 만성 중독은 통상적인 필요량의 40배 정도나 되는 비타민 A를 수개월 이상 계속해서 섭취한 경우에 일어나는 식욕부진, 피부건조 등을 말하는데, 일단은 경계해야 할 필요가 있다고 생각한다.

그러나 다행스럽게도 감피증에 걸렸다고 해도 비타민 A 과잉증을 걱정할 필요까지는 없다는 것이 지금까지의 일치된 견해이다.

무릎관절에서 나는 소리와 방아쇠손가락

무릎관절에서 나는 소리

아기가 무릎을 굽혔다 펼 때에 '따깍' 혹은 '또독'하는 작은 소리가 들린다거나, 아기의 무릎을 만졌을 때 진동이 전해지는 경우가 있다.

영어로는 'snapping knee', 'popping knee', 혹은 'clicking knee' 등으로 부르지만, 우리말로는 보통 '무릎관절에서 나는 소리'라고 한다.

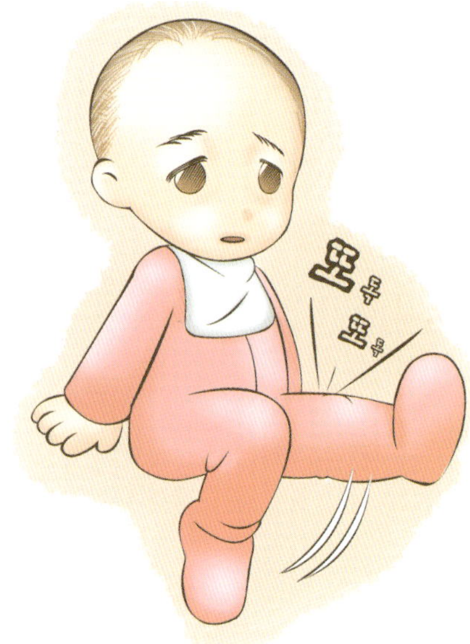

이와 같은 '무릎관절에서 나는 소리'는 육아 상담을 할 때 자주 질문을 받는 증상이지만, 육아 서적은 물론이고 소아과 서적에도 자세한 설명이 나와 있지 않고 정형외과 전문서적을 보아도 몇 줄 정도로만 아주 짧게 설명되어 있는 정도이다.

그러나, 이 무릎관절에서 나는 소리에 대해서 자세하게 조사한 논문에 따르면 이 증상은 남자 아기보다는 여자 아기쪽에서 많이 나타난다고 한다. 또한 증상을 알게 되는 시기도 출생 직후인 경우도 있고 출생 후 수개월이 지난 경우도 있어 일정하지는 않지만, 소리가 나는 장소는 무릎관절의 가쪽이 많다. 그리고 전체의 3/4에 해당되는 아이들이 무릎을 구부린 상태에서 곧바로 펴려고 할 때에 소리가 난다고 한다. 또한, 아이가 혼자서 무릎을 구부렸다 펼 때에만 소리가 나고 다른 사람이 아이의 무릎을 구부렸다 펼 때에는 소리가 나지 않는 경우도 있다.

그러나 가장 큰 문제는 무릎관절에서 왜 소리가 나는가 하는 점이다. 논문에서 인용하고 있는 증상의 대부분은, 관절이 부드러운 아이들인 점으로 미루어 보아 그 원인은 관절을 연결하고 있는 인대가 느슨해져 있기 때문이 아닌가 하고 생각된다.

X-선 사진을 찍어 무릎관절에서 소리가 나는 아이를 검사해 본 결과, 무릎관절을 구부렸다 펼 때에 불완전 탈구(탈구에 가까운 상태)가 일어나는 것을 볼 수 있었고, 그렇게 불완전 탈구가 일어날 때와 그것이 제자리로 돌아갈 때, 2번에 걸쳐서 소음이 나는 것을 알 수 있었다. 심한 경우에는 통증을 동반하기도 하고 또한 통증이 상당히 오랫동안 지속되기 때문에 보조 장구를 이용하거나 수술을 하는 경우도 있지만 대부분의 경우는 특별한 치료를 하지 않아도 1년 이내에 자연적으로 없어진다.

방아쇠손가락

무릎관절에서 나는 소리와 같이 아기에게 드물게 나타나는 관절 이상으로 '방아쇠손가락(trigger finger)'이 있다.

태어날 때부터 엄지손가락 첫째 관절의 움직임이 나쁘고 엄지손가락 또한 심하게 구부러진 상태로 고정되어 있어 그것을 무리하게 펴려고 하면 통증을 호소한다. 그러나 힘을 세게 가하면 마치 용수철이 튕겨 나오듯이 손가락을 펼 수 있게 된다. 그때는 마치 접이식 칼을 펼 때와 같은 감촉을 느낄 수 있다. 그러한 상태를 '방아쇠손가락' 또는 '탄발지'라고 하는데, 중년 부인에게서도 많이 나타난다.

원인은 손가락을 펴는 근육의 끝 부분에 있는 '힘줄'이 두꺼워져서 생긴 것이라고 생각되는데, 어른의 방아쇠손가락과는 달리, 어린 아이의 경우에는 대부분이 엄지손가락에서 나타나고 다른 손가락에서 나타나는 경우는 거의 없다.

그러나 방아쇠손가락은 무릎관절에서 나는 소리와는 달리 자연적으로 치유될 가능성이 적은 질환으로, 수술을 해야 하는 경우가 많다. 그렇지만 통계에 따르면 전체의 30% 정도는 자연적으로 치유될 수도 있기 때문에 1년 정도는 경과를 보면서 기다리는 것이 좋을 것 같다. 단, 너무 오랜 시간 방치해 두면 관절이 굳어져 수술을 해도 치유되기가 어려워지기 때문에 만 3세가 지나도 치유되지 않으면 곧바로 수술을 하는 것이 좋다.

낯가림을 하는 아기

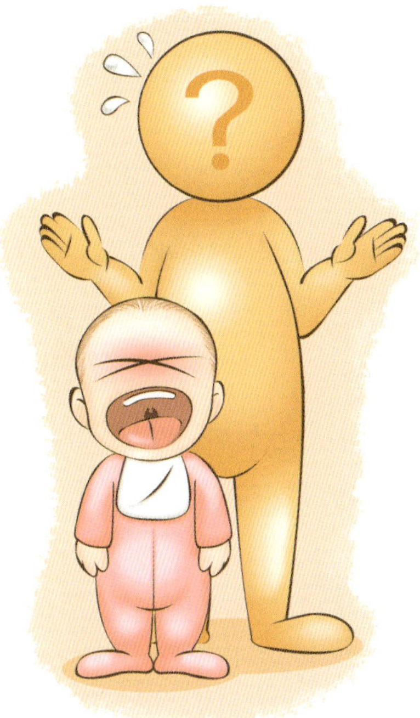

소아과에서 진찰할 때, 의사들은 보통 아기가 얌전히 있어주기를 바라는 마음으로 아기의 얼굴을 들여다보거나 말을 거는데 아기가 갑자기 울음을 터뜨려 곤란해질 때가 종종 있다.

이런 경우, 의사의 입장에서 아기가 낯을 가릴지 모른다는 생각을 하지 못했던 것도 잘못이지만, 옆에서 얼러주었던 사람들에게도 거북한 느낌을 주어, 낯가림을 심하게 하는 것은 부모의 걱정거리가 된다.

낯가림의 의미

우리가 좁은 의미로 '낯가림'이란 말을 사용할 때에는 아기가 낯선 사람에 대해서 나타내는 불안과 공포에 대한 반응을 의미하지만, 초등학생과 중학생에 대해서 '낯가림이 심한 아이'라고 하는 경우는 불안과 공포에 대한 반응이라기보다는 수줍음이나 소심한 성격을 의미하는 것이라고 할 수 있다.

영어에서도 좁은 의미의 낯가림은 모르는 사람에 대한 'fear(두려움)'나 'anxiety(불안)'라고 표현한다. 한편, 아기의 낯가림이나 아동의 낯가림을 일괄해서 'shyness(수줍음)'이라고 표현하는 사람도 있다. 이런 단어들의 의미를 확실하게 해 둘 필요가 있지만, 여기에서는 '낯가림'이란 단어를 아기의 불안과 공포에 대한 반응 및 그 이후의 연령층에서 볼 수 있는 수줍음을 함께 포함시킨 넓은 의미로 사용하였다.

성장에 따른 낯가림 표현의 변화

낯가림이 아기의 인지능력의 발달, 즉 어머니와 다른 사람을 구분하는 능력의 발달과 관련된 현상이라는 것은 분명하다. 그러나 생후 4개월경까지는 어머니와 그 외의 낯선 사람에 대한 반응에 차이가 있기는 하지만 낯선 사람을 보고 갑자기 우는 일은 없다.

그러나 4개월이 지난 아기는 낯선 사람이 자기의 얼굴을 들여다보거나 얼러주면 울음을 터뜨리는 경우가 많으며, 이러한 불안·공포 반응은 생후 8개월경이 가장 심하다.

그래서 '8개월의 불안'이라는 말이 있을 정도이다. 그러나 8개월이 지나면 점차 새로운 환경에 적응하는 능력이 배양되어 만 1세 전후에는 적어도 일시적으로 낯가림이 감소된다.

일반적으로 아기의 낯가림은 이상과 같은 경과를 거치지만, 때로는 만 1세가 지나도 낯선 어른이 말을 걸면 울어버린다든지 어머니의 뒤쪽으로 숨어 버리는 아이가 있다. 이런 아이가 어떤 모습으로 성장해 갈 것인지 아이의 부모가 아니라도 걱정이 되는데, 유명한 발달심리학자인 '샬리(1933)'는 25명의 어린이를 생후 2년간 관찰하여 그 결과를 발표하였다.

그 결과에 의하면 각 어린이들의 행동은 시간이 지남에 따라 변화하였고, 거기에는 일관된 특징이 나타났다고 한다. 예를 들어, 어렸을 때에는 놀라서 우는 경향이 강했지만, 성장하면서 그것이 서서히 없어지고 그 대신 불안한 듯이 응시하는 동작이 두드러져, 나중에는 손님이 오면 어머니의 뒤로 숨는 행동을 보였다는 것이다.

'모리스' (1954)도 이와 비슷한 연구결과를 발표하였다. 그는 유난히 내성적이거나 밖에 나가려 하지 않는다는 이유로 부모의 손에 이끌려 아동상담소를 찾아온 아이들을 추적 조사하여 그 결과를 발표하였다. 추적 조사가 진행되는 동안 아이들은 16~27세가 되어 있었다. 조사 대상이 되었던 54명 중 2/3는 환경에 잘 적응해서 평범한 사회생활을 하고 있었고 1/3 정도는 약간의 문제가 있었지만 질환이라고 판정된 사람은 단 2명뿐이었다고 한다. 그들은 어른으로 성장한 후에도, 여전히 조용하고 내성적인 경향은 있었으나 생활능력이 충분했으며 일을 하는 데 있어서도 견실한 태도를 보였다고 한다. 또한 경쟁이 심한 투기성 직업보다는 신분이 보장되고 안정성이 있는 직업을 선택하는 경향이 있었다고 한다.

비정상적으로 심한 낯가림은 원인적인 치료가 필요

낯가림이 아주 심한 경우는 유전적 소질 때문이라고 생각할 수도 있는데 '일링워스'가 말한 바와 같이 어렸을 때부터 다른 아기들과 함께 놀게 하는 것이 낯가림을 예방하는 데 다소나마 도움이 될 수 있으리라 생각한다. 그 밖에, 아기에게 애정과 확신 그리고 자신감을 주어 본인이 잘하는 것에 대해 스스로 긍지를 갖게 하는 것도 효과가 있다고 생각한다.

'일링워스'는 그러나 비정상적으로 심한 낯가림은 치료하기가 쉽지 않다고 하였으며 좀 더 원인적인 치료가 필요하다고 하였다. 특히 낯가리는 것을 꾸짖거나 비웃지 말아야 하는데, 그것은 아이에게 상처만 줄 뿐이지 아무런 도움이 되지 않기 때문이라고 하였다.

거울나라의 앨리스

거울방에 들어간 '앨리스'는 책상 위에 놓여 있는 책이 자기도 모르는 이상한 글자로 쓰여 있는 것에 당황하지만 일순간 좋은 생각이 떠올랐다.

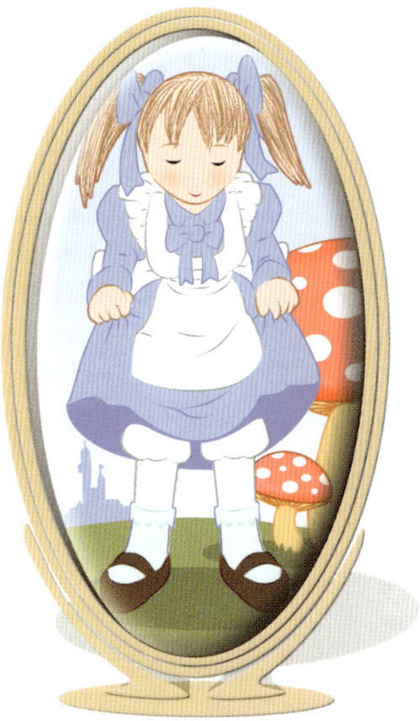

"그래. 이것은 거울나라의 책이야. 거울에 비춰보면 틀림없이 읽을 수 있을 거야."라고 생각한다. 이렇게 해서 앨리스는 좌우의 위치가 반대로 되어 있는 문자, 즉 경상문자(鏡像文字)로 쓰여진 시집을 겨우 읽을 수 있었다.

자연발생적인 '글자 거꾸로 쓰기' 현상

좌우의 위치가 반대로 된 글자나 단어를 쓰는 것은 어린 아이에게서 많이 나타나는 현상이다.

특히 글자를 익히기 시작한 지 얼마 되지 않은 유치원생 정도의 어린이들에게서 가장 많이 나타난다.

자신의 아이가 성장해 가는 과정을 자세하게 관찰하여 기록한 발달심리학의 고전《어린이의 정신》의 저자로 유명한 '프라이어'는 당시 5세였던 자기 아들이 글자를 거꾸로 쓰는 것에 대해 다음과 같이 기술하고 있다. "글씨본을 보여주고 숫자를 써보게 했더니, 놀랍게도 대부분의 숫자를 늘 거꾸로 썼다. 가장 오랫동안 거꾸로 썼던 숫자는 '1'과 '4'였는데 '4'를 쓸 때에는 종종 위아래가 거꾸로 되기도 했다. 이에 반해, 숫자 '5'는 항상 바르게 썼다."

이러한 '프라이어'의 말을 인용하지 않아도 아기를 키워 본 사람들은 "그러고 보니 우리 아이도 글자를 거꾸로 쓴 적이 있다."고 생각할 것이다. 이렇게 글자를 거꾸로 쓰는 것은 일시적이고 생리적인 현상으로 수개월에서 1년 정도의 짧은 기간 안에 완전히 없어지는데, 그 중에는 예외적으로 더 오랫동안 지속되는 경우도 있다.

이렇게 오랫동안 지속되는 경우는 정상아보다는 지능장애아에서 더 많이 나타나는데, 그렇다고 해서 그러한 아이가 모두 지능장애아라고 간주하는 것은 잘못이다. 또, 이렇게 글자를 거꾸로 쓰는 현상은 대개 왼손잡이에게서 많이 나타나는데, 어느 쪽 손으로 쓰든 솜씨가 더 중요하다는 의견도 있다. 지금까지는 글자를 처음 쓰기 시작할 무렵에 자연발생적으로 나타나는 '글자 거꾸로 쓰기'에 대해 살펴보았는데, 이와는 달리 어른이 된 후에 신경계 질환에 동반해서 이러한 현상이 나타나는 경우가 있다.

신경계 질환과 동반되는 '글자 거꾸로 쓰기' 현상

그러한 질환 중에서 비교적 높은 비율을 차지하고 있는 것이 뇌출혈에 의한 편마비(반신불수)와 대뇌의 두정엽에서 발생한 뇌경색이다.

이 중, 편마비의 경우에는 오른쪽 반신에 마비가 있는 사람이 왼손으로 글씨를 쓸 때에 거꾸로 쓰기 쉽다고 한다. 또한 두정엽의 뇌경색이라는 것은 좌우의 대뇌를 각각 전·중·후부와 측부의 네 부분으로 나누었을 때 그 중앙 부분에 해당하는 두정엽의 혈관이 막혀서 초래되는 질환을 말한다. 이와 같이 글자를 거꾸로 쓰는 현상이 동반되는 질환은 특정한 소수 질환에만 국한된 것으로, 현재로서는 진원지가 뇌의 어느 국소에 특정되어 있는 것이 아니며 메카니즘도 또한 밝혀져 있지 않다.

글자를 거꾸로 쓰는 현상은 완전히 정상적인 사람에게서도 또한 신경질환이 있는 사람에게서도 나타날 수 있는 현상인데, 그 중에서 유명한 사람들로 '루이스 캐롤(본명; Charles Lutwidge Dodgson, 1832-1898)'과 '레오나르도 다빈치'를 들 수 있다.

이 중, 루이스 캐롤은 《이상한 나라의 앨리스》와 《거울나라의 앨리스》의 작가로 유명한데 본업은 옥스퍼드대학교에서 학생들을 가르친 적도 있는 수학자이며 논리학자였다. 이 루이스 캐롤의 연구서적 중 하나인 "존 피셔" 편집의 《캐롤 대마법관》(河出書房新社, 1978)이란 책에 의하면 루이스 캐롤은 "평생을 반대, 전도, 역전의 독특한 세계 속에서 지냈다." 그는 "편지를 쓸 때에도 자주 뒤에서부터 앞으로 써 나갔다. 그것도 단지 글자를 거꾸로 쓸 뿐 아니라 끝맺는 문장을 첫머리에, 반대로 서두를 끝맺는 문장으로 썼다."(p.94)고 하였다. 또한, 같은 책의 20페이지에는 "캐롤은 어릴때부터 소심하고 외톨이였으며 말더듬이였고 왼손잡이였다."라고도 기록되어 있다.

"레오나르도 다빈치" 역시 유명하다. 다빈치는 꼼꼼한 성격으로 글쓰기를 좋아하였는데, 지금도 수천 점에 이르는 수기가 전 세계에 분산·보관되어 있으며, 그 대부분이 거꾸로 쓰여 있다. 이 점에 대해서 다빈치는 고통을 줄이기 위해 왼손으로 글씨를 썼을 것이라고 추정되므로, 필시 오른쪽 편마비가 있었을 것으로 추측하는 학자도 있다.

밤공포증, 몽유증세, 잠꼬대

요즘 들어 계속해서 몇 명의 어머니들로부터 수면에 관련된 질문을 받았다. 내용인즉, 아이가 무서운 꿈을 꾸었는지 밤중에 무섭다고 울기도 하고 자다가 갑자기 일어나 앉기도 하는 등 자다가 일어나 이상한 행동을 한다는 것이다.

이런 현상들은 2, 3세 이후의 유아기에서 학령기까지의 어린이들에게서 가끔 나타나는데, 아이가 스트레스를 많이 받고 있는 것은 아닌지 또는 노이로제라도 걸린 것은 아닌지 모르겠다고 걱정하는 부모들이 적지 않으므로 여기에서 대략적으로 살펴보겠다.

아기가 무서운 꿈을 꾸고 운다거나, 무엇인가에 놀란 것처럼 갑자기 벌떡 일어나는 현상은 모두가 수면 중에 나타나는 공포에 대한 반응으로, 똑같은 반응처럼 보이지만 실은 여기에 성질이 다른 두 종류의 행동이 숨겨져 있다.

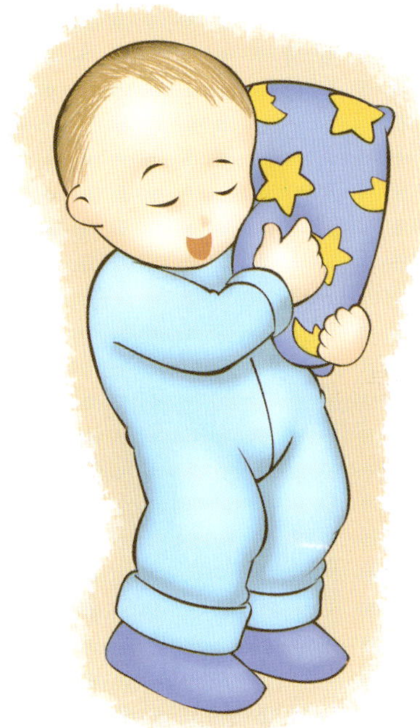

악몽과 밤공포증

그 중 하나는 영어로 'nightmares', 우리말로는 '악몽'이라고 부르는 것이다. 이것은 무서운 꿈을 꾸어 숨이 막힐 것 같은 상태에서 도와달라고 울음을 터뜨리는 것으로 비교적 쉽게 잠에서 깨울 수 있다.

그리고 잠에서 깨면 주변 사람의 얼굴을 알아 볼 수 있고 꿈의 내용도 기억하고 있다. 잠을 완전히 깨운 후 말을 걸면 안심하고 다시 잠드는 것이 보통이다.

이것과 유사한 다른 한 가지 형태로는, 영어로 'night terrors', 우리말로는 '야경증' 혹은 '밤공포증'이라는 것이 있다. 수면 중에 갑자기 일어나서 소리를 지르고 놀란 얼굴을 하며 땀을 많이 흘리거나 때로는 뛰어다니는 경우도 있다. 완전히 잠을 깨우기가 곤란하여 잠에서 깰 때까지 10~20분 정도나 걸린다. 또 잠에서 깨어나도 무엇이 무서웠었는지 그 내용을 기억하지도 못한다.

'캐너(Kanner)'라는 미국의 유명한 정신의학자는 이들 두 종류의 공포반응을 비교하여 9가지 항목의 서로 틀린 점들을 열거하고 있는데, 악몽이 안구나 손발의 운동을 동반한 수면, 즉 REM(Rapid Eye Movements; 빠른 눈운동)수면 상태에서 나타나기 쉬운 것임에 비해, 밤공포증은 조용하게 잠자는 시기, 특히 수면의 제4기로 불리는 시기에 발생하기 쉽다는 점에서 틀리다고 설명하고 있다.

그러나 악몽이든 밤공포증이든 시간이 지나면 자연히 치유되므로 특별히 치료할 필요는 없지만, 밤공포증에 대해서는 '디아제팜'이라는 항불안제제가 확실한 효과를 나타내므로 자주 발작을 일으키면 소아과 의사에게 상담하는 것이 좋다.

몽유증세와 몽유병

수면 중의 공포감과는 관계가 없는 '몽유증세'라는 것이 있는데 이것은 수면 중에 일어나서 기묘한 행동을 하고 다시 잠이 드는 현상으로 안구운동을 동반한 REM 수면 단계에도, 그리고 조용하게 얕은 잠을 자는 단계(제 2기)에도 일어난다고 한다.

또한 몽유증세보다 행동 양상이 다양하고 오랜 시간에 걸쳐 나타나는 것으로 '몽유병', 영어로는 'night walking'이라고 불리는 것이 있다. 수면 중에 갑자기 일어나 방안을 걸어다니기도 하고, 때로는 창문이나 문을 열고 집 밖으로 나가는 경우도 있다. 눈은 뜨고 있는 경우가 많아 밤공포증과 비슷하지만 공포의 표정은 나타나지 않는다.

이 몽유병은 일반적인 '몽유증세'와는 달리 조용하게 잠을 자는 제 3기와 제 4기에 나타나기 쉽고, REM 수면의 시기에는 나타나지 않는다.

외국에서는 잠을 자고 있는 아이가 보름달빛을 받으면 몽유병에 걸린다는 이야기가 전해 내려오지만, 물론 과학적 근거는 없다고 생각한다. 또한 원인이 될 만한 심리적 혹은 정신적인 스트레스가 발견된 경우도 거의 없다. 현재로서는 뇌파의 소견으로 보아 신경계의 미숙성과 관련이 깊은 증상이라고 생각되고 있다.

초등학교의 저학년 정도가 되면 자연히 치유되기 때문에 걱정할 필요는 없지만, '디아제팜'이나 '벤조디아제핀' 등과 같은 약을 사용하여 치료하는 경우도 있다.

잠꼬대

'잠꼬대' 혹은 'sleep talking' 또한 유아기에 나타날 수 있는 현상이다. 정확하게 말을 하는 경우도 있고 뭔지 알 수 없는 말을 하는 경우도 있다. 낮에 일어난 일에 관련된 말을 하는 경우도 있고 어머니를 부르기도 하며 어머니에게 무언가를 주문하기도 한다.

이러한 현상은 꿈과 마찬가지로 눈이나 손발의 운동을 동반하는 수면기, 즉 REM 수면기에 나타나는데 전혀 치료할 필요가 없다.

짜증을 잘 내는 아기

태어나서 1년이 되지 않은 아기가 심하게 울기만 한다든지 밤중에 갑자기 운다든지 '끼이끼이'하고 이상한 소리를 낸다든지 하는 경우 "우리 아기는 짜증이 심하다" 또는 "신경질을 잘 낸다"라고 흔히 말한다.

일본어에는 이 '짜증'이나 '신경질'을 의미하는 '무시(むし)'라는 말이 있는데, 이 말은 본래 '벌레'를 의미하는 말이다.

회충이나 요충 등으로 인한 기생충 질환이 많았던 옛날에는 아기의 신경질도 기생충 때문인 것으로 생각했었다. 그래서 그 당시 사람들이 생각해낸 것이 '벌레 막기', '벌레 죽이기', '벌레 퇴치하기' 등으로 불리는 기도와 주술이었다.

적어도 1940년대 후반까지는 신경질이 심한 아기의 부모들 중에는 절이나 신사에서 '벌레 막기'나 '벌레 죽이기'를 위해 기도하거나 '벌레 막기'의 부적을 받아 가는 사람이 많았다. 도쿄(東京)에서는 '아나하치만(穴八幡)'이라는 곳의 '벌레 막기', '시시하마(獅子浜)'의 '벌레 죽이기'가 유명했었는데, 주로 '나리타산(成

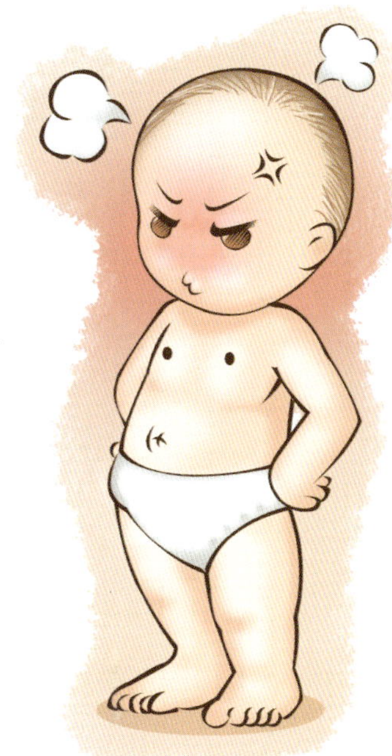

田山)'에서 기도를 올렸다고 한다.

또한 민간요법으로 구운 달팽이(후쿠시마, 애히메)나 간장을 발라 구운 송장개구리(미야자키, 니이가타)등을 먹이는 지역도 있었다고 한다.

의학적으로 생각해 볼 때, 이러한 기도나 민간요법이 효과가 있다고는 생각되지 않지만 아기를 위해서 무엇인가 대책을 세웠다는 안도감이 부모의 기분을 편안하게 하고, 이것이 또한 아기의 정신적 안정으로 이어졌으리라고 생각한다.

마음의 여유를 갖고 조용히 지켜보자

처음에 말했던 것처럼, 마치 정신이 이상해진 것처럼 심하게 울면서 그치지 않아 때로 호흡정지발작을 일으키거나, 유아기가 되어서도 조금만 마음에 들지 않으면 발을 동동 구르고 울며 아우성을 쳐서 다루기 어려운 아이가 있다. 하지만 단기간 내에 아이의 성격을 바꾸는 것은 아주 어려운 일이며, 더욱이 약이나 주사가 효과가 있을 리 없다.

따라서 빨리 고쳐야겠다고 초조해 하는 것보다는 아이와 잘 사귀어 보는 것이 훨씬 현명한 방법이다. 사귀는 방법은 아이에 따라 다르고 경우에 따라서도 다르겠지만, 일반적으로 말하자면 부모가 감정적이어서는 안 되며 마음의 여유를 갖고 조용히 지켜보는 것이 가장 중요하다고 할 수 있다.

원래 신경질이 심한 아이는 감수성도 예민한 아이이므로 보통 이상의 훌륭한 인물로 성장하리라 기대해 보는 것도 좋지 않을까 생각한다.

너무 우는 아기와 너무 안 우는 아기

아기가 하루 종일 울기만 해서 노이로제에 걸릴 것 같다는 말을 아기의 부모들로부터 자주 듣는다. 반대로, 울음을 터뜨려야 할 상황임에도 불구하고 아이가 별로 울지 않아서 걱정이라는 사람도 있다.

그러나 '울기만 한다'든지 '거의 울지 않는다'고 하는 표현에는 주관적인 생각이 들어가 있을 가능성이 있으므로 아기가 하루에 몇 번 정도 우는지, 그리고 우는 시간은 합해서 몇 시간이나 되는지에 대한 객관적인 자료를 검토해 볼 필요가 있다.

그러나 의외로 그러한 연구결과는 많지 않다. 아기가 울고 있는지, 자고 있는지 등을 하루 종일 관찰해서 기록해 가는 것은 꽤 어려운 작업이기 때문이다.

그러나 자료가 적기는 하지만 발표된 연구결과 중 한 가지를 살펴보면, 미국의 메이요 클리닉에 근무했던 올드릿치 박사의 연구결과를 들 수 있다.

이 연구결과에 의하면 생후 8일 이내의 신생아 50명을 대상

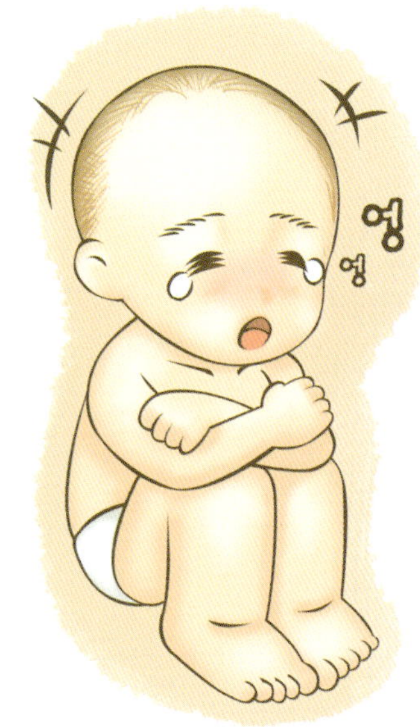

으로 하루동안 우는 시간을 합산해 보았더니 평균 117분이었는데, 가장 긴 경우가 243분, 가장 짧은 경우가 48분으로 개인차가 상당히 크다는 것을 알 수 있었다고 한다.

또한, 같은 연구자가 생후 8~46일된 아기 42명을 대상으로 하루동안 우는 횟수를 조사했는데, 평균 4회, 최소 0.6회, 최대 11.1회였다고 한다.

이와 유사한 연구는 그 밖에도, 유유아의 신경기능발달에 관한 연구로 유명한 '브라젤톤'의 연구가 있는데, 그는 출생 후 아기가 성장함에 따라 우는 시간이 어떻게 변해가는지에 대해 조사·연구하였다. 그 결과에 의하면 하루동안에 우는 시간의 합계는 생후 2주 때에 1.8시간이지만 생후 6주까지 점점 증가되어 2.8시간이 되었다가 이것을 정점으로 점차 감소하여 생후 12주에는 평균 0.4시간이 되었다고 한다.

그 밖에, 아주 최근에 다시 대규모의 조사가 진행되었는데, 그 결과들은 지금까지의 보고들과 유사하기 때문에 수치는 생략하기로 하겠다.

너무 우는 아기

이상과 같은 기초조사의 결과를 참고로 하여 평균치 이상으로 잘 운다고 판정된 경우를 '너무 많이 운다'고 하는데, 실제로는 하루에 3시간 이상 우는 날이 1주일에 3일 이상인 경우를 '너무 많이 운다(excessive crying)'고 한다.

넓은 의미에서의 '너무 많이 운다'라는 표현에는 여러 가지 호칭이 있으며, 각각의 호칭은 약간의 다른 뉘앙스를 가지고 있다.

예를 들어 '콜릭' 혹은 '3개월 산통(疝痛)'의 경우와 같이 우는 시간대에 따라 특징이 있어 발작적이거나 충동적으로 울기 시작하는 것은 '발작적으로 운다' 또는 '충동적으로 운다'라고 한다.

이에 비해 오랜 시간 동안 계속해서 우는 경우는 좁은 의미로 '너무 오래 운다'라고 하거나 아니면 간단하게 '오래 운다'라고 하기도 한다. 또한, 하루에도 몇 번씩 반복해서 울 때는 '신경질적으로 운다'라고 하고, 한밤중에만 우는 경우는 '야행성으로 운다'라는 말을 사용하기도 한다.

이렇게 말의 뉘앙스는 조금씩 다르지만 각 용어를 명확하게 구별하는 것은 어렵기 때문에 실제로는 이 용어들을 거의 같은 의미로 간주하는데, 저녁부터 한밤중에 걸친 시간대에 우는 특징이 있을 때에는 '콜릭'이라고 하고, 한밤중에 몇 번씩 일어나 떼를 쓰며 우는 특징이 있을 때에는 '야행성으로 운다'라고 구분하는 것도 매우 애매한 분류라고 생각한다.

아기가 너무 많이 우는 증상은 생후 2~4주경에 시작되는데 저녁부터 한밤중에 걸쳐서 계속 울어대는 '콜릭'과, 생후 1년, 이유기에 나타나는 '야행성 울기'가 대부분을 차지한다고 생각된다.

그러나 이러한 아기의 울음에 대해 주위의 어른들이 지나치게 과민한 반응을 보이는 것은 좋지 않다. 울 때마다 껴안고 얼러주거나 젖을 주면 증상이 고정되는 경향이 있고, 특히 '콜릭'의 경우는 생후 3개월까지는 자연적으로 소실되기 때문이다.

너무 안 우는 아기

너무 많이 우는 것과는 대조적으로 너무 안 울어서 걱정을 하는 경우도 있다.

일전에도, 요즘 들어 거의 울지 않아 걱정이라며 생후 3개월이 된 아기를 안고 찾아온 어머니가 있었다. 그런데 생후 6주 이후부터 우는 횟수나 우는 시간이 눈에 띄게 감소한다고 앞에서 이미 설명하였다.

하긴, 너무 울지 않아도 걱정이 되는 것은 사실이다.

지적 발달장애가 있을 경우에 아이가 많이 울지 않는다고 하는 것은 아주 옛날부터 전해져 내려오는 이야기이다. 그러나 지적 발달장애의 유무는 아기가 가족들의 얼굴을 구별하는지 확인하는 것으로 무언가로 얼굴을 가렸다가 내보이는 놀이를 하여 재미있어 하는지, 혹은 양손으로 머리를 가볍게 두들기는 행동을 아기에게 해 보인 다음, 아기가 흉내 낼 수 있는지 등에 주목해 보면 알 수 있으며, 이러한 점들에 이상이 없으면 걱정할 필요는 없다.

아기로 되돌아가기

평소에 잘 알고 지내던 젊은 부부가 며칠 전 걱정스런 얼굴로 아이를 데리고 상담을 하러 왔다.

생후 1년 6개월 된 남자아이로 평소에는 아장아장 잘 걸어 다녔는데 병원에 오기 전날부터 갑자기 걷지 못한다는 것이었다. 어느 한쪽 발이 마비된 게 아닌지, 고관절이나 무릎관절이 아픈 것은 아닌지, 발바닥을 다친 것은 아닌지 등 여러 가지 가능성을 두고 자세하게 관찰해 보았지만 뚜렷한 원인을 찾을 수가 없었다. 이 부부의 말로는 할아버지와 할머니가 오래간만에 놀러 오셔서 2, 3일간 계시다가 가신 직후부터 걸으려 하지 않고 무릎으로 온 집안을 기어 다닌다는 것이었다.

그 날은 원인을 발견하지 못한 채 당분간 상태를 지켜보기로 했는데 며칠이 지난 후 "선생님 덕분에 다시 걷게 되었습니다"하며 전화가 걸려왔다. 필자는 그제서야 이것이 바로 '아기로 되돌아가기'였다

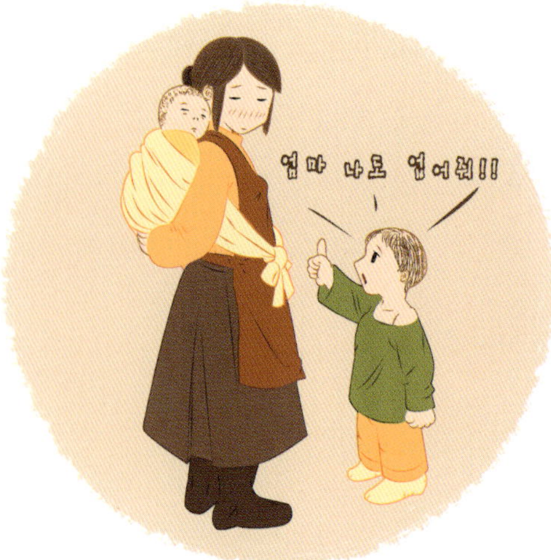

는 것을 깨달았다.

지금까지 말을 잘 하던 아이가 다시 아기처럼 말을 한다든지, 오줌을 잘 가리던 아이가 오줌을 못 가리게 되었다든지 하는 이야기를 자주 듣는데, 이처럼 정신 및 신경기능 발달의 후퇴를 심리학에서는 '퇴행(regression)'이라고 하며 일상용어로는 '아기로 되돌아가기'라고 한다.

'아기로 되돌아가기' 현상이 발생하는 원인

'아기로 되돌아가기'현상은 어떤 경우에 발생할까?

일반적으로 아기는 생후 5~6개월이 되면 고형이나 반고형 음식물을 잘 먹는다. 그러나 젖떼기를 시작하고 2~3개월이 지날 무렵부터 갑자기 또는 서서히 그때까지 잘 먹었던 음식물을 먹지 않는 경우가 있다. 《소아의 행동이상》이란 책의 저자로 유명한 뉴욕대학교의 백윈(Bakwin)부부는 젖떼기를 하는 도중에 자주 나타나는 이러한 현상은 '퇴행'의 메카니즘으로 발생한다고 설명하고 있다.

'아기로 되돌아가기'는 아기를 가족, 특히 어머니로부터 강제로 떼어 놓는 경우(모자 분리)에 자주 나타난다. 아기가 혼자서 병원에 입원하는 경우나 어머니가 동생을 출산하려고 입원하는 경우가 여기에 해당된다.

지금까지 우유를 컵으로 마시던 아이가 동생이 생긴 후에는 젖병을 탐낸다든지, 기저귀를 채워 달라고 한다든지, 갓난 아기처럼 행동하는데, 이것은 새로 태어난 아기에 대한 '질투'가 원인이라고 한다.

'아기로 되돌아가기'의 발생 메카니즘은 무의식 중에 자신을 지키려고 하는 어린 아이의 일종의 방어 반응이라고 생각된다.

먹는 음식의 종류가 바뀌는 것이나 엄마로부터 떨어진다는 것, 동생이 생긴다는 것은 조그마한 아이에게 있어서는 커다란 환경의 변화이기 때문에 여기에 잘 적응하기가 어렵다. 결국 아이가 적응하기 곤란한 상황에 직면했을 때, 자신의 힘으로는 아무 것도 할 수 없거나 혹은 아무것도 하지 않아도 되는 아기 상태로 되돌아감으로써 어려운 상황을 해결하려 하는 것이다.

그러나, 이러한 '아기로 되돌아가기' 현상은 심각한 정서장애나 정신장애를 갖고 있는 경우가 아니라면 그다지 오래 지속되는 것도 아니고 실질적인 장애를 동반하는 것도 아니다. 이것은 어떤 아이에게서도 일어날 가능성이 있는 당연한 자기방어 반응이라는 것을 미리 이해한 다음에 조용히 경과를 지켜보는 것이 중요하다. 일반적으로 이러한 증세는 며칠, 길어도 몇 주 이내에는 완전히 사라진다.

03 생활 속의 의학지식

쌍둥이를 키우는 데 있어서 상식화되어 있는 것은 '2명이자 1명'이 아니라 각각 독립된 개인이란 점을 쌍둥이들이 스스로 깨달을 수 있도록 해주어야 한다는 것이다. 구체적으로 살펴보면 다음과 같다.

① 두 아이에게 구별하기 쉬운 이름을 지어준다.
② 두 아이에게 말을 걸 때에는 각자의 이름을 부르고 '둘이서…' 혹은 '둘 모두…' 등의 표현은 하지 않는다.
③ 다른 사람이 두 아이를 구별하기 쉽도록 옷이나 소지품 등의 선택에 신경을 쓴다.
④ 어려서부터 거울을 항상 옆에 놓아두게 하는 등의 배려가 중요하다.

정상 형질의 유전

선천성 이상이 있거나 병에 걸리지도 않은 정상적인 사람이 갖고 있는 특징이나 성질 중에도 유전에 의해 자손에게 전해지거나 혹은 자손에게 영향을 미치는 것들이 많이 있다.

혈액형, 지문, 키, 지능, 솜씨, 머리에 있는 가마의 회전 방향, 목소리의 높이 등이 그것인데, 정상적인 사람이 갖고 있는 이러한 특징이나 성질을 유전학에서는 '정상 형질'이라고 한다.

그리고 정상 형질의 유전에 대해서는 옛날부터 부모와 자식 혹은 쌍둥이들 간의 상관관계를 조사하거나 대규모의 집단조사를 실시하여 유전 양식이나 인종차 등을 밝혀왔다.

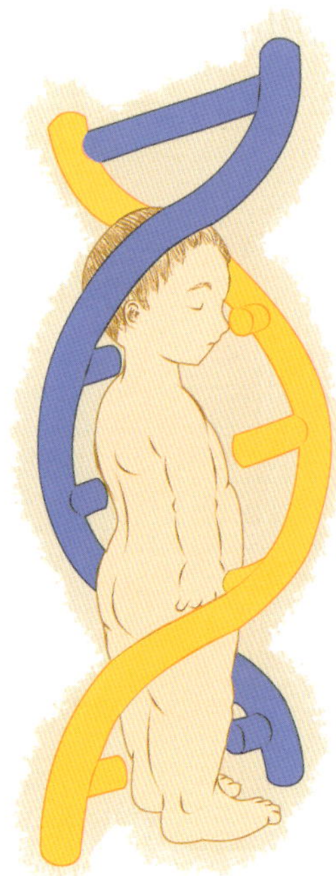

귀지의 형태

귀지의 형태에는 두 종류가 있는데 한 가지는 회백색의 건조한 분말 형태로 '건형 귀지'라 하고, 또 한 가지는 갈색의 조청같이 끈적끈적한 형태로 '습형 귀지'라고 한다. 황인종의 경우 80~90%가 건형 귀지이고, 습형 귀지는 10~20%에 지나지 않는다. 그리고, 이 성질은 단순한 멘델의 법칙에 의해 유전적으로 자손에게 전달되는데, 유전자의 우열관계에서는 습형 귀지의 유전자가 건형 귀지의 유전자에 대해 우성이다.

눈꺼풀의 형태

눈꺼풀의 형태에 대해서도 옛날부터 많은 연구가 이루어져 왔다. 일반적으로 몽고계의 인종에는 홑꺼풀인 경우가 많고 백인은 대부분이 쌍꺼풀이다. 일본인의 경우, 쌍꺼풀이 나타나는 빈도는 나이에 따라 변화하는데 5세 미만에서는 20% 정도이지만, 그 후에는 나이와 함께 증가하여 45세 경에는 80%가 되고, 그 후에는 변하지 않는다.

따라서, 젊은이들을 포함해서 조사하는 경우에는 유전 양식을 추정하기가 곤란한데, 부모와 자식 모두 45세 이상의 사람들만을 조사해 보니 홑꺼풀 부부로부터는 쌍꺼풀을 가진 아이가 태어나지 않기 때문에 홑꺼풀에 대해 쌍꺼풀이 멘델의 법칙에 따라 우성으로 유전한다고 생각할 수 있다.

보조개

눈꺼풀의 형태와 같이 용모를 크게 좌우하는 것으로 보조개가 있다. 보조개라고 하면 웃을 때에 뺨의 중앙 부위에 손가락으로 눌러서 생기는 자국처럼 커다란 홈이라고 알고 있는 사람도 있지만, 여기서 말하는 보조개는 그런 것이 아니다. 코의 양쪽에서 입아귀 쪽으로 흐르는 비순구(코입술고랑)와 입꼬리를 연결한 선과의 교차점 가까이에 있는 작고 뚜렷한 함몰 부위를 말한다.

이러한 보조개에 대해서도 몇몇 사람들이 유전에 관한 조사를 한 적이 있다. 그 중에 '야마우라(山浦)'씨의 조사(1940)에 의하면 보조개가 있는 사람은 남자 3%, 여자 7%, 평균적으로는 5%였는데, 이 보조개는 단일 우성 유전자에 의해 자손에게 전해진다는 결론을 얻었다고 한다.

이상으로, 귀지의 형태, 눈꺼풀의 형태, 보조개의 유무에 대해서 유전관계를 조사해 보았는데 운동기능 중에서도 유전의 영향이 강하게 나타나는 경우가 있다.

운동능력

유전의 영향이 강하게 나타나는 운동능력 중의 하나는 혀를 감아올리는 능력이다. 아기가 젖꼭지를 빨아서 젖을 먹을 때에는 통 모양으로 감아올린 혀로 젖꼭지를 무는데, 이렇게 혀를 감아올리는 능력은 그 후에도 계속 유지하는 것이 아니고 유아기에 들어서면 일단 소실되었다가 학령기 이후에 다시 나타나 12~14세 경에 완성된다고 한다. 코마이(駒井)씨(1950)가 12세 이후의 일본인 7,000명을 조사한 결과, 혀를 감아올릴 수 있는 사람은 남자 74%, 여자 82%였는데, 부모와 자식 관계를 조사해 보니 혀를 감아올릴 수 있는 능력을 우성, 없는 것을 열성이라고 했을 때, 혀를 감아올리는 능력은 우성유전으로 추정되었다고 한다.

혀를 감아올리는 능력과 유사한 운동능력 중 하나로 혀를 비틀어 구부리는 능력이 있다. 혓바닥을 수평상태에서 수직상태로 비트는 운동능력으로, 이 능력을 갖고 있는 사람은 어른 중에서도 불과 20%에 지나지 않는다.

이처럼 혀를 비틀어 구부리는 능력에 대해서도 유전학적 연구가 진행되고 있는데, 이 경우는 단순한 멘델식 유전을 생각해서는 곤란하다고 생각한다.

귀를 움직이는 것도 가능한 사람과 불가능한 사람이 확실하게 구분되는 운동능력인데, 이것에 대해서도 유전학적인 검토가 진행되고 있다.

그 중 하나로 '카미야(荷宮)'씨(1951)의 조사에 의하면 귀를 움직일 수 있는 사람은 전체의 6.3%로, 우성 유전으로 생각된다고 발표하였다. 그러나 비슷한 시기의 "히비야(日比野)"씨(1950)의 조사에서는 귀를 움직일 수 있는 아이의 부모들은 모두 귀를 움직일 수 없는 사람들이었다고 한다. 따라서 우성 유전이라고 생각하기는 어렵다고 발표하였다.

부모를 닮는 아기

최근 들어 몸집이 작거나 키가 작은 사람들에게 좋은 호르몬 요법이 성행하고 있기 때문인지, 아니면 키가 크다는 것이 고소득, 고학력과 함께 사회생활을 하는 데 이롭다고 생각하기 때문인지 아기의 몸집이 작다고 걱정하며 상담을 해 오는 경우가 많아졌다.

물론 몸집이 작은 원인에는 여러 가지가 있겠지만, 그 중에서 가장 많은 것은 체질적인 것으로 부모들 중 한쪽이나 혹은 양쪽을 닮는 경우이다.

키뿐만이 아니고 머리 모양이나 외모 등도 부모를 닮는 경우가 많다.

일전에도 아기의 머리 모양이 이상하다고 찾아 온 어머니가 있었는데, 그 아기의 얼굴 모양은 위아래로 길쭉하여 개성이 있었으며 이상하지는 않았다. 아버지의 머리 모양이 어떠한지를 물어 보았더니 아버지를 꼭 닮았다고 하였다.

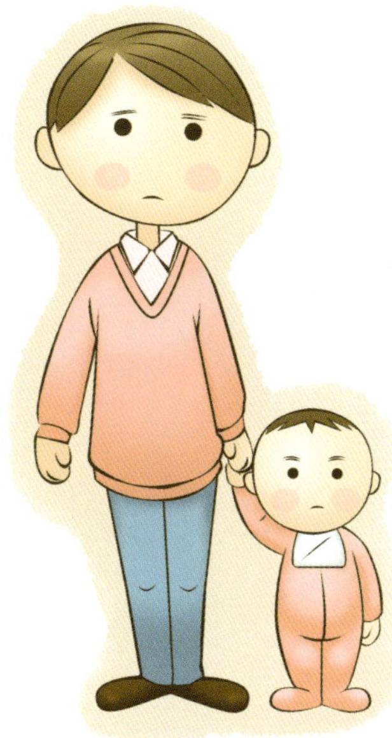

이처럼 키나 체형과 같은 신체적 특징 이외에 지능이나 기질 등도 부모와 자식 사이에는 유사한 점이 많이 있다.

그러면, 아이의 신체적 특징 및 정신적 특징은 부모를 어느 정도 닮는 것일까. 이 점에 대해 좀 더 상세하게 검토해 보기로 하자.

부모와 자식의 유사성을 검토하는 것은 아이의 장래를 예측하고 그에 대한 대책을 생각하는 데 있어서 필요하다고 생각되기 때문이다.

신체적 특징에서 나타나는 부모와 자식 사이의 유사성

부모와 자식 사이의 키에 대한 유사성은 우생학의 창시자인 골튼(1889)이나 통계학자 피어슨(1903)의 연구 이래 수많은 통계학적 연구결과들이 발표되어 왔다.

그것들을 대충 살펴보면 성인이 된 아이와 그의 부모를 대상으로 실시한 조사에서는 아버지와 아들 사이의 상관계수는 0.5, 어머니와 딸 사이의 상관계수도 0.5, 아버지와 딸, 어머니와 아들 사이에서는 각각 0.3 전후의 수치를 보였다고 보고되었다. 그렇다고 이러한 결과가 모든 사람에게 적용될 수는 없겠지만 몸집이 작은 부모에게서는 몸집이 작은 아이가, 몸집이 큰 부모에게서는 몸집이 큰 아이가 태어날 확률이 높다는 것을 알 수 있다.

키뿐만이 아니고 비만 경향에서도 부모와 자식 사이에는 유사성이 나타났다. 토쿄여자의과대학의 무라다(村田光範)교수가 과거의 연구를 정리한 결과에서는, 비만아의 3/4이 부모 중 어느 한 쪽 혹은 양쪽 모두가 비만이었음을 확인할 수 있었고, 그 반대로, 부모 모두가 비만인 경우에는 그들의 자식들 중 60%가 비만아였다고 한다.

이 밖에도 머리 모양이나 용모의 유사성에 대해서도 많은 연구결과가 발표되어 있는데, 이들 중, 머리의 전후경(앞뒤지름)이 좌우경(좌우지름)에 비해 비교적 큰 장두(소위 짱구)인지, 아니면 단두인지에 대해서는 상당히 명확하게 부모·자식 사이에 유사성을 나타냈다고 한다.

또한, 머리 모양뿐만 아니라 이마의 넓이, 얼굴의 길이, 좌우 광대뼈 높이 사이의 거리 등, 외모와 직결된 계측치에 대해서도 부모와 자식 사이에 유사성이 나타났다.

이러한 신체적 특징뿐만이 아니라 지능이나 기질과 같은 정신적 및 심리적 특징에 주목해 보아도 부모와 자식은 서로 닮는 경우가 많은 것 같다.

정신적·심리적 특징에서 나타나는 부모와 자식 사이의 유사성

지금으로부터 약 30년 전의 이야기인데, 어느 연구자가 부모와 자식 사이의 지능에 대한 상관관계를 조사한 12편의 논문을 정리하여 'Science'라는 잡지(142호, 1478페이지, 1963)에 발표하였다. 여기에서 그 상관계수는 0.2~0.8 사이에 분포되어 있었는데 대부분이 0.35와 0.6 사이에 있었다고 한다.

이 밖에도, 부모가 모두 뛰어난 지능을 갖고 있는 경우, 아버지는 지능이 우수하지만 어머니는 지능이 뒤떨어지는 경우, 부모 모두 지능이 보통인 경우 등 5종류로 분류한 다음에 아이의 지능이 우수한지 보통인지, 아니면 보통보다 떨어지는지를 검토한 조사 보고도 있다. 여기에 의하면 부모 모두 지능이 우수한 경우에는 아이의 72%가 우수하다고 판정되었지만, 반대로 부모 모두 지능이 떨어지는 경우에는 아이의 60%가 보통보다 지능이 낮았다고 한다.

이상으로 부모와 자식 사이에 나타나는 여러 가지 성질들의 유사성에 대해 검토해 보았는데, 여기에 쌍둥이에 대한 연구결과 등을 포함시켜 종합적으로 생각해 보면, 우리가 갖고 있는 많은 신체적 및 정신적 특징 중 절반은 유전에 의해 부모로부터 물려받은 것이고 나머지 절반은 태어난 후에 환경에 의해 만들어진 것이라고 할 수 있다.

여기에서 중요한 것은 아이는 부모를 많이 닮는다고 하는 생물학적 사실을 냉정하게 받아들여야 한다는 것이다. 그리하여 바람직하지 못한 성질은 가능하다면 인위적으로라도 고치려고 노력해야 한다.

예를 들어, '비만'이라든지 '급한 성질'처럼 별로 좋지 않은 기질을 부모에게서 물려받을 가능성이 있는 경우에도 어차피 부모를 닮을 테니까 하고 자포자기하지 말고 식습관을 개선하여 비만을 예방하거나 급한 성질을 고치려고 노력해서 좋지 않은 기질은 닮지 않도록 하는 것이 중요하다고 생각된다.

ABO식 혈액형

최근 들어, 아이를 유치원에 보내는 데 필요하다며 혈액형 검사를 해보고 싶다는 부모들이 증가하고 있다. 며칠 전에도 한 어머니가 아이의 혈액형은 몇 살쯤에 결정되는지를 물어 왔다.

혈액형이 유전에 의해 결정된다는 것은 이미 알고 있지만 그 성질이 확실하게 표면으로 드러나는 것은 몇 살쯤인가 하는 것이 질문의 취지인 것 같았다.

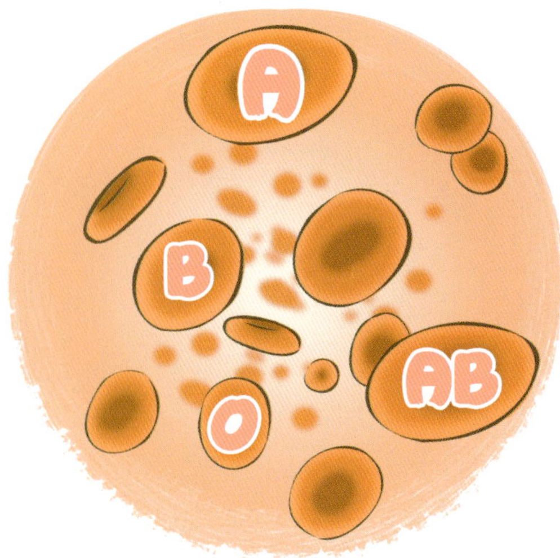

많은 혈액형 중에서 ABO식 혈액형을 말하고 있는 거라고 나름대로 해석하여 대충 설명을 했는데, 그 때, 혈액형의 발달 혹은 성숙에 대해 자세하게 해설되어 있는 가정의학서나 육아서가 별로 없다는 사실을 새삼스럽게 깨달았다.

이미 알려진 바와 같이 인간의 적혈구는 그 표면에 존재하는 항원(혈액형을 결정하는 물질)에 의해 A, B, AB, O의 4가지 형태로 분류되고 있다.

A형 적혈구는 A항원을, B형은 B항원을, AB형은 A항원과 B항원을 모두 갖고 있고, O형의 적혈구는 A항원, B항원을 모두 갖고 있지 않으나, 그 대신에 H항원이라고 불리는 물질을 갖고 있다.

한편, 혈액의 액체성분인 혈청에 주목해 보면 A형 혈구를 갖고 있는 사람의 혈청 속에는 항 B항체(β)가 있고, B형에는 항 A항체(α)가 있으며, O형에는 이들 두 가지(α, β)가 모두 있지만, AB형인 사람의 혈청 속에는 α도 β도 없다. 이처럼, ABO식 혈액형은 항원과 항체 또는 적혈구와 혈청의 두 가지 요소에 의해 특징지어지기 때문에 혈액형의 발달이나 성숙에 대해 생각할 경우에도 이러한 항원과 항체의 두 가지의 측면을 검토할 필요가 있다.

항원과 항체

항원을 살펴보면, 1930년대부터 1960년대에 걸쳐서 항원의 성숙과 관련된 몇 가지의 연구결과가 발표되었다. 그 결과에 의하면 항원은 태아가 형성되는 초기에 나타나기 시작하는데, 임신 37일째인 태아에게서도 A항원의 존재가 증명되었다는 보고가 있다. 그러나 항원은 아직 소량이며, 그 양은 출생 이후에 급격히 증가하여 생후 3년이 되면 성인 수준에 도달한다.

한편, 혈청 속에 있는 항체는 출생시에는 아직 나타나지 않는다. 그리고 생후 3개월 내지 6개월경이 되어야 겨우 나타나기 시작하고, 이후 성장함에 따라 증가하여 30세 전후의 청장년기에 최고치에 도달한다. 그러나, 그 후 노령화가 진행되면서 다시 감소되는 복잡한 과정을 거친다.

이러한 연구결과들을 보고 걱정이 되는 것은 신생아기에 실시한 혈액형 검사에서는 판단이 틀릴 수 있다는 점이다. 신생아의 경우는 혈청 속에 있는 항체의 종류에 따라 혈액형을 판정하는 것 — 이것을 '혈청판정시험'이라고 함— 은 불가능하고, 소위 '적혈구판정시험' — 혈구에 대한 검사— 또한 항원의 양이 적기 때문에 반응의 정도가 약하게 나와서, 실제로는 O형이 아닌데도 잘못하여 O형으로 판정될 위험이 있기 때문이다. 특히, A형 중에는 보통의 A형(A1형) 외에도 반응이 약한 A2형이 포함되어 있기 때문에, 이 경우에는 O형으로 오판될 위험성이 더 크다.

혈액형의 성숙에 관한 이야기는 이 정도로 하고, 화제를 바꾸어 ABO식 혈액형과 질병의 관련성에 대하여 살펴보자.

인간의 ABO식 혈액형을 결정하는 A항원이나 B항원을 가지고 있는 생물은 인간 외에도 있는데, 많은 세균들이 이 항원을 가지고 있다고 한다.

그렇다면 A항원을 가지고 있는 세균은 A형이나 AB형의 사람에게 감염시키기 쉽고 B형이나 O형의 사람에게는 감염시키기 어렵다고 추측할 수 있다. B형, O형인 사람은 항 A항체를 갖고 있기 때문에 침입해 온 A항원을 가진 세균은 체내에서 증식하기 전에 파괴되어 버린다고 생각할 수 있기 때문이다.

물론, 이것은 초보자의 망상에 지나지 않지만 발상의 원점이 어디에 있든 혈액형과 질병 간의 연관성을 검토한 연구는 수 없이 많다. 질병의 종류도 암, 고혈압, 신장염, 당뇨병, 간경화 등을 비롯하여 각종 바이러스 감염, 세균 감염, 기생충 질환에 이르기까지 수많은 질환이 총망라되어 100 페이지가 넘는 대논문으로 정리되어 《Humangenetik》라는 인류유전학 전서에 수록되어 있다

그러나, 이 논문들을 살펴본 바에 의하면 ABO식 혈액형과 밀접한 관계가 있다고 생각되는 질환은 발견할 수 없었다.

쌍둥이 아기

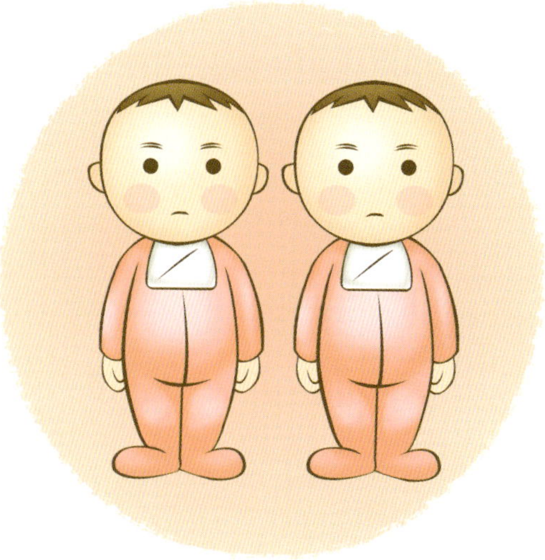

일본에서는 160:1의 비율로 쌍둥이가 태어나고 있는데, 그 쌍둥이를 키우느라 고생이 많은 부모들을 자주 접하게 된다. 그리고 그들로부터 도움이 되는 말을 해 달라는 요청도 많이 받고 있다.

게다가 쌍둥이의 육아정보 중에는 나이차가 적은 형제를 둔 부모에게도 참고가 될 만한 것들이 있으므로 여기에 대해서 살펴보기로 하겠다.

일반적으로 쌍둥이, 세쌍둥이, 네쌍둥이와 같은 다태아는 보통의 아기인 단태아에 비해 조산하기 쉽고 출생시의 체중도 적다.

미국의 어느 학자가 발표한 통계에 의하면 쌍둥이가 어머니의 체내에서 사는 기간, 즉 마지막 월경이 시작된 첫 날부터 출산할 때까지의 경과 일수는 평균 262일로, 단태아의 평균치인 280일보다 짧고, 출생시 체중도 2,395g으로 단태아보다 훨씬 적다고 한다.

이렇게 쌍둥이는 조산아나 미숙아로 태어날 가능성이 높을 뿐만 아니라 분만 전후에 모체에 나타나는 이상 징후도 단태아의 경우보다 더 많다. 이러한 이상 징후가 전혀 나타나지 않는다면 매우 다행스러운 일이지만, 조산아의 경우 빨리 태어난 만큼 자라면서 지능발달이나 운동발달이 지연될 수 있으므로, 미리 그런 사정을 알고 대처해야 할 필요가 있다. 그러나 실제로 쌍둥이 아기를 키우는 가족의 가장 큰 고민거리는 무엇보다도 육아 및 가사노동의 과중함과 무거운 경제적 부담이다.

그 때문에 아기의 부모도 심신이 피곤해져 아이들에게도 그 영향을 미치기 때문에 부모와 자식 관계에 문제가 생길 위험성도 있다는 것을 부정할 수 없다. 여기에 대처하는 방법으로는 가능한 한 가까운 친척, 특히 할아버지와 할머니의 도움을 받거나 탁아소를 이용하여 집안일이나 육아의 수고를 덜도록 하는 것인데, 그래도 힘이 들면 모든 일을 멈추고 2, 3일 정도 푹 쉬어야 한다.

쌍둥이 육아의 상식

쌍둥이를 키우는 데 있어서 상식화되어 있는 것은 '2명이자 1명'이 아니라, 각각 독립된 개인이란 점을 쌍둥이들이 스스로 깨달을 수 있도록 해 주어야 한다는 것이다.

구체적으로 살펴보면 다음과 같다.

① 두 아이에게 구별하기 쉬운 이름을 지어 준다.

② 두 아이에게 말을 걸 때에는 각각의 이름을 부르고 '둘이서…' 혹은 '둘 모두…' 등의 표현은 하지 않는다.

③ 다른 사람이 두 아이를 구별하기 쉽도록 옷이나 소지품 등의 선택에 신경을 쓴다.

④ 어려서부터 거울을 항상 옆에 놓아두게 하는 등의 배려가 중요하다.

두 아이를 구별하는 것이 이처럼 강조되는 이유는 만약 쌍둥이를 '2명이자 1명'이라는 생각으로 키웠을 때에는 정신분석학에서 말하는 '자아동일성(ego identity)'의 확립에 장애를 받아 아이들이 청년이 된 후에도 스스로 자신의 입장이나 역할을 자각하지 못한다든지 나아가야 할 방향을 결정하지 못하게 될 염려가 있기 때문이다.

쌍둥이 아기가 조금씩 성장해서 육아의 수고가 줄어들게 되고 부모의 부담이 가벼워질 때가 되면, 이번에는 학교 문제에 직면하게 된다. 특히, 같은 학교의 같은 반에 배치하는 것이 좋은지, 아니면 각각 다른 학교 또는 다른 반에 배치하는 것이 좋은지 하는 문제이다.

실제로는 각각 다른 학교나 다른 반을 선택하는 부모가 많은데, 그것은 다음과 같은 이유 때문이다.

① 두 아이의 학력 차이에서 오는 질투나 불화를 피할 수 있다.

② 선생님들이 두 아이를 혼동하지 않는다.

③ 두 아이를 함께 두면 각자 친구를 사귀는 데 방해가 된다.

그러나 아들과 손자가 모두 쌍둥이였던 '앤더슨'이라는 유명한 심리학자는 '같은 학교나 반을 선택해야 할 것인지 아닌지를 판단할 때에 가장 먼저 고려해야 할 점은 쌍둥이의 난성(卵性)'이라고 하였다. 즉, 일란성 쌍둥이는 같은 반에 배치하는 것이 좋고, 반대로 이란성 쌍둥이, 특히 지능, 성격, 학습능력 등이 차이가 나는 경우에는 각각 다른 반 또는 다른 학교에 배치하는 것이 좋다는 것이다. 한편, 쌍둥이의 육아에 대해서는 '레네 로노우'가 쓴 《쌍둥이의 임신·출산·육아》(비네발 출판, 1989)나 '엘리자베스 브라이언'이 쓴 《쌍둥이·세쌍둥이의 발육과 육아법》(비네발 출판, 1992)을 참고하기 바란다.

열의 발생 과정

우리의 체온은 외부로부터 어느 정도의 열이 가해지고 반대로 외부로 어느 정도의 열을 빼앗기는지에 따라 달라진다. 즉 우리 몸과 그것을 둘러싼 주변환경 사이에서 일어나는 열의 이동 현상에도 영향을 받는다.

발열과 울열의 차이

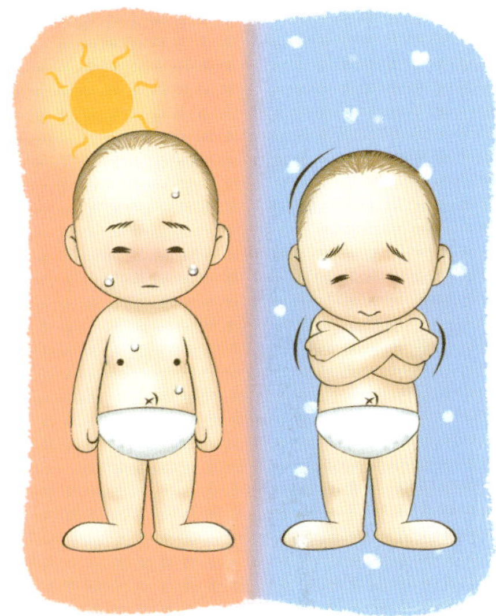

예를 들어, 뜨거운 욕조에 오랫동안 들어가 있거나 뜨거운 땡볕 아래 세워둔 자동차 안에 들어가 있으면 외부로부터 대량의 열이 가해짐으로써 체온이 올라간다. 이렇게 체온이 상승하는 것을 '울열'이라고 한다. 반대로, 찬물 속에 장시간 들어가 있는 등, 외부 온도에 의해 몸이 차가워지면 체온이 내려가는 경우도 있다. 예전에는 심장이나 뇌를 수술할 때에 이 방법을 이용하여 냉수로 몸을 차게 하거나 차가운 혈액을 순환시켜 체온을 내려가게 하는 '유도(誘導)저체온법'을 사용하기도 하였다.

어쨌든, 이러한 현상들은 인체와 외부 환경 사이에서

일어나는 열의 이동 현상이 어느 한쪽으로 치우쳤기 때문에 일어나는 체온의 이상 현상이다.

한편, 감기에 걸렸을 때의 발열은 단순한 열의 이동 현상이 균형을 잃어 생기는 것이 아니다. 감기에 걸렸을 때 일어나는 '발열'은 앞에서 설명한 '울열'과는 그 형성 과정이 완전히 다르기 때문에 이 두 가지는 확실하게 구별해 둘 필요가 있다.

원래 우리의 체온은 외부의 온도가 약간 오르거나 내려가도 거의 일정한 범위로 유지되며, 특히 뇌와 내장의 온도(중핵온도; core temperature)는 항상 37℃로 유지되고 있다. 이러한 현상은 우리의 뇌 속에 체온을 조절하기 위한 자동온도조절기(thermostat)가 갖추어져 있고, 이 조절기가 항상 37℃로 고정(setting)되어 있기 때문에 체온이 37℃ 이하가 되면 열 생산량을 증가시키고, 반대로 체온이 37℃ 이상이 되면 피부의 혈류를 증가시킨다든지 땀을 흘리게 하여 열의 방산량을 늘려서 체온이 변동하는 것을 막고 있기 때문이다.

그렇다면 감기에 걸렸을 때에는 왜 열이 나는지 생각해 보자.

열이 나는 과정

감기의 원인이 되는 바이러스나 세균은 대식세포라고 하는 일종의 백혈구를 자극해서 사이토카인(cytokine)이라는 물질을 생성하게 한다. 이 사이토카인은 프로스타글랜딘(prostaglandin) E_2라는 물질의 합성을 촉진시키고, 합성된 프로스타글란딘 E_2는 뇌의 자동온도조절기인 체온조절중추에 명령을 내려 세트 포인트를 올리게 한다.

요컨대, 열이 나는 것은 체온의 세트 포인트가 건강할 때의 체온인 37℃보다 더 높게 세트됨으로써 생기는 현상으로, 이 점은 앞에서 설명했던 '울열'과는 근본적으로 다르다.

이렇게 하여 체온의 세트 포인트가 높게 고정되어 버리면 현재의 체온을 세트 포인트의 수준까지 상승시키기 위하여 우리 몸은 근육을 수축시킨다든지, 체내에 있는 글리코겐이나 지방을 연소시켜 열의 생산량을 늘리는 한편, 피부 혈관을 축소시켜 혈류량을 감소시킴으로써 열의 방산을 감소시키려고 한다. 열이 날 때 몸이 부들부들 떨리는 경우가 많은데, 이것은 근육이 수축되기 때문이고, 추위를 느끼는 것은 피부의 혈류량이 감소되어 피부의 온도가 낮아졌기 때문이다.

이상과 같이 열이 나는 과정을 살펴보았지만, 가장 궁금한 것은 아이가 열, 특히 고열에 시달릴 때 빨리 열을 떨어뜨릴 수 있는 방법이다.

그러나 열을 떨어뜨리는 것은 실제로 그렇게 간단한 일이 아니다.

고열을 떨어뜨리는 방법

얼음베개를 사용한다든지, 얼음주머니를 겨드랑이나 사타구니에 대어 외부로부터 몸을 냉각시키는 일은 전혀 효과가 없다고는 할 수 없지만, 발열 과정을 생각해 볼 때 그다지 큰 효과를 기대할 수 없다. 자주 이용되는 아스피린이나 아세트아미노펜 등의 해열제는 조금 전에 언급했던 프로스타글랜딘의 생성을 억제하는 약물이긴 하지만, 그렇다고 해서 발열의 원인 자체를 제거하지는 못한다.

그러나 다행스럽게도, 체온이 41℃를 초과하지 않는 한 뇌가 침범당하는 일은 없기 때문에 열이 난다고 너무 신경과민이 되지 말고 필요에 따라 해열제를 사용하면서 수분이나 영양공급에 유의하며, 원인치료나 합병증의 예방에 주의하는 것이 무엇보다도 중요하다고 생각한다.

하품

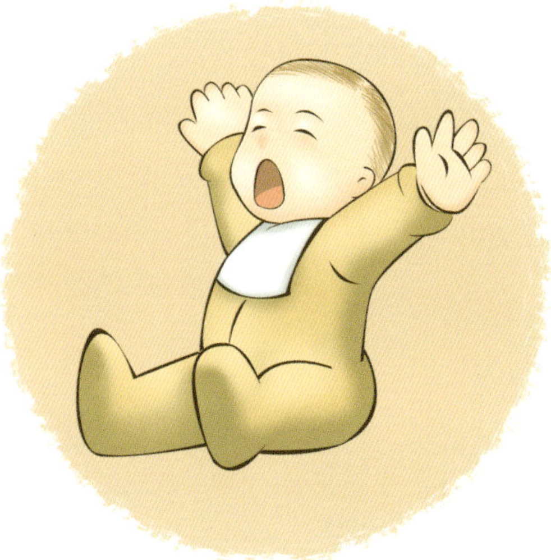

전차 안에서 우연히 본 광경인데, 젊은 남자가 갓난아기의 얼굴을 들여다보면서 "꼬마 녀석이 어른처럼 하품하고 있네."하며 새로운 발견이라도 한 듯이 큰 소리로 말하는 것이었다. 분명 아기도 어른처럼 잠들기 전이나 잠에서 깨어난 직후에 자주 하품을 한다.

하품은 크게 입을 벌리고 하는 불수의적인 호흡운동의 일종으로 하품을 할 때에는 보통, 입을 크게 벌리고 팔이나 등근육 등을 펴는 운동을 함께 한다.

하지만 어떠한 원리로 하품을 하게 되는 것인지, 무엇 때문에 하품이 나오는 것인지에 대해서는 확실하게 밝혀져 있지 않다.

한편, 태어날 때부터 대뇌반구가 없는 선천 이상인 '무뇌증'인 사람도 하품을 하는 것으로 미루어 보아 뇌의 아래쪽, 아마도 호흡중추에 가까운 연수(medulla oblongata)의 어느 부분에 하품중추가 있을 것으로 생각된다.

그러나 고양이를 이용한 동물실험에서 연수보다 훨씬 높은 위치에 있는 간뇌(interbrain, diencephalon)의 일부를 자극함으로써 하품이 나오는 것이 확인되었다. 이 결과를 통해서 볼 때 하품의 중추는 간뇌에 있지만, 하품의 신경학적인 메카니즘에 대해서는 아직 명확하게 밝혀지지 않았다. 또한, 무엇 때문에 하품을 하는 것인지, 그리고 하품에는 어떤 효용이 있는 것인지에 대해서도 아직 밝혀져 있지 않은 상태이다.

우리의 몸이 필요로 하는 산소의 요구량이 증가되었다거나 혹은 산소결핍을 보충하기 위해 하품을 한다는 생각은 옳지 않다고 생각한다. 하품이라는 심호흡의 효과는 하품 후에 이어지는 짧은 호흡정지로 인해 없어져 버리기 때문이다. 입을 벌리게 하거나 오므리게 하는 근육에서 보내지는 신호가 뇌간에 있는 '망양체(reticular activating system)'라고 불리는 각성중추로 전해져서 각성상태를 유지시키는 역할을 한다는 설명이 오히려 설득력이 있어 보인다.

하품의 전염성

하품은 흔히 전염된다고 한다.

분명히 전철 안에서 주위 사람들을 관찰해 보면 누군가 한 사람이 하품을 하면 그 모습을 보고 있던 몇 몇 사람들도 차례로 하품을 하는 광경을 자주 볼 수 있다. 또는, 심심한 듯이 양지에서 햇볕을 쬐고 있는 개의 눈앞에서 양손을 모아 개의 입 모양처럼 만든 후 손가락을 천천히 벌렸다 오므렸다 하여 마치 하품하는 것 같은 움직임을 보이면 개도 하품을 하는 경우가 많다.

이처럼 하품의 '전염'은 배가 잔뜩 부른 닭을 배가 고픈 닭 무리 안에 넣어두면 배가 고프지도 않으면서 다시 먹이를 쪼아 먹는다든지, 무리지어 헤엄치고 있던 물고기들이 일제히 진행방향을 바꾸는 것과 같은 현상으로, 심리학에서 말하는 '사회적 촉진'에 근거한 현상이라고 생각된다.

임상의학과 하품의 관계

현재 임상의학의 분야에서, 하품에 관한 연구는 거의 없다. 그 이유는 하품을 연구한다고 해도 질병의 진단이나 환자의 치료에는 그다지 도움이 된다고 생각하지 않기 때문이다.

그렇지만 임상의학과 전혀 관계가 없다고 잘라 말할 수도 없다.

예를 들어, 출산 직전의 모체에 마취제를 투여한 경우, 약의 종류에 따라서는 그 중 일부가 태반을 통과하여 태아에게로 전해지는 경우가 있는데, 막 태어난 신생아가 이 마취로부터 깨어나는 과정에서 하품을 많이 한다고 알려져 있다.

또한, 멀미의 초기 증상으로 '선하품'이 나온다는 것은 누구나 경험으로 알고 있겠지만, 소아과의 진단학 서적에도 "하품, 잦은 연하운동 및 얼굴을 찡그리는 것은 젖먹이들이 구역질을 할 때 나타나는 징조"라고 기재되어 있다.

참고로 말하면, 하품은 인간이나 원숭이와 같은 영장류뿐만 아니라 개, 고양이, 사자, 호랑이와 같은 육식동물도 하며 새나 악어 등도 하품과 유사한 동작을 한다고 한다. 그러나 말, 소, 양과 같은 초식 포유류는 하품을 하지 않는다고 한다.

재채기

코감기나 알레르기성 비염에 걸렸을 때에는 물론 재채기가 자주 나오지만 아주 건강한 사람도 재채기를 하는 경우가 가끔 있다.

특별한 원인이 없어도 재채기가 나오는 것은 어른이나 아이나 마찬가지인데, 신생아나 미숙아들도 종종 귀엽게 재채기를 한다.

아기의 재채기는 어른의 재채기와 비교해 볼 때 큰 특징은 없지만 굳이 말하자면 아기가 재채기를 할 때에는 반드시 눈을 감는다는 것과 재채기를 함과 동시에 팔꿈치나 무릎을 구부린다는 것을 특징으로 들 수 있다.

또, 아기의 재채기에 관해서는 전해져 내려오는 이야기가 몇 가지 있다.

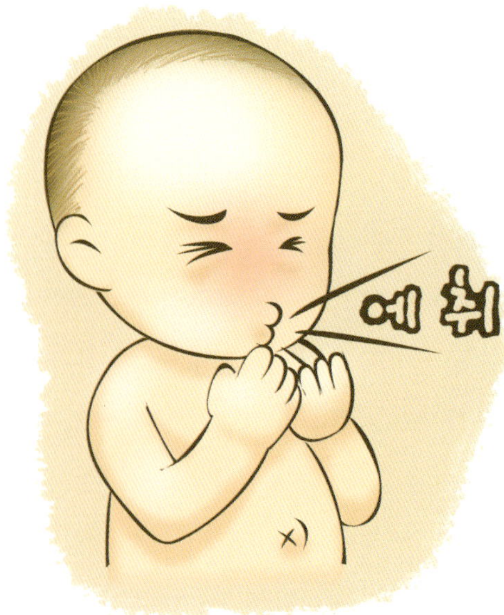

한가지는, 재채기를 하면 영혼이 몸 밖으로 나가버린다고 하는 말이 있다. 그래서, 아기가 재채기를 하면 억새풀이나 끈을 묶어서 혼이 몸 밖으로 나가지 못하게 하는 주술을 하는 곳도 있다고 한다.

또 한가지는, 태어나서 7일 이내에 재채기를 하지 않는 아기는 말을 하지 못한다는 말이 있다. 물론 의학적으로는 전혀 근거가 없는 이야기지만 뒤집어 생각하면, 아기도 재채기를 자주 한다는 것과 재채기는 보통의 생리현상이라는 것을 말해주는 것이라고 생각된다.

재채기를 유발하는 자극

생물학적, 의학적으로 생각해 보면 재채기는 콧구멍 속으로 벌레가 날아들었거나 후추가루 등 자극성 물질을 들이마셨거나, 혹은 꽃가루나 먼지에 과민한 사람이 그러한 '알레르겐'을 들이마신 경우 또 감기 때문에 코속 점막에 염증이 생긴 경우 등, 어떤 원인으로 인해 코속의 점막에 분포되어 있는 삼차신경이 자극을 받았을 때 일어나는 일종의 반사운동이다.

그러나 재채기 반사를 유발하는 자극은 삼차신경의 자극뿐만이 아니다. 때로는 삼차신경과는 직접 관련이 없는 감각자극인 경우도 있다.

그 중에서도 피부가 추위에 노출되면 흔히 재채기가 나오는데 진찰실에서도 아기를 알몸으로 진찰할 때 재채기하는 모습을 많이 본다.

강한 빛 자극에 의한 재채기

강한 빛에 의한 자극이 재채기를 유발하는 경우도 있다. 어두운 실내에 있다가 밝은 곳으로 나왔을 때, 빌딩과 빌딩 사이의 어두운 거리를 걷다가 밝은 하늘을 올려다보았을 때, 안과에서 진찰을 받던 중 갑자기 밝은 빛이 쪼여졌을 때 등, 눈이 부실 정도의 강한 빛 자극을 받았을 때 무의식적으로 재채기를 하는 경우가 있다. 이것을 '광각성 재채기반사(photic sneeze reflex)'라고 하는데, 안과나 이비인후과의 서적에는 이러한 명칭조차 눈에 띄지 않는다.

그러나 세상에는 별난 것에 흥미를 가지고 있는 사람들도 있어서 이 현상에 관한 연구논문이 이미 몇 편인가 발표되어 있다. 그 중 한 가지를 소개하자면, 미국의 한 연구자가 우선, 자기가 근무하고 있는 대학병원의 입원 환자 75명을 대상으로 빛의 자극으로 인해 재채기가 나오는지를 조사해 보았다.

그 결과, 백인 남자의 21%, 백인 여자의 13%가 빛의 자극으로 인해 재채기를 한 경험이 있다는 결과를 얻을 수 있었는데, 이상하게도 흑인의 경우에는 빛 자극 때문에 재채기를 했다는 사람은 한 명도 없었다.

그래서 그는, 다시 339명의 대학생을 대상으로 앙케트 조사를 했는데, 광각성 재채기반사의 양성률은 백인 남자가 28%, 백인 여자가 16%, 흑인 남자가 2.4%, 흑인 여자 2.3%라는 결과를 얻었다.

이처럼 광각성 재채기반사의 발현율은 인종이나 성별에 따라 큰 차이가 있는 것으로 나타났지만, 우리 황색 인종의 경우는 어떠한지 그리고 연령적인 차이가 있는지에 대해서는 현재 밝혀진 것이 없다.

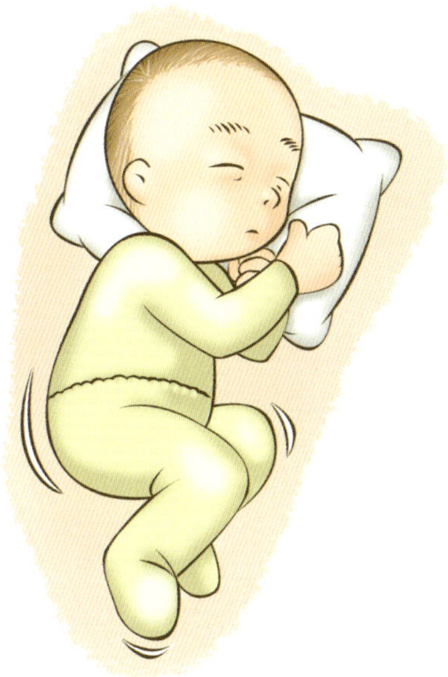

수면 중의 움직임

아기가 얌전하게 자고 있는 시간은 엄마가 활동할 수 있는 절호의 기회이다. 청소도 할 수 있고, 신문도 읽을 수 있다. 그러나 아기가 너무 얌전하게 자고 있으면 오히려 걱정이 되어 자는 모습을 슬며시 들여다보게 된다.

그런데, 아기의 안구가 좌우로 움직이고 있는 모습이 감겨있는 눈꺼풀 위로 나타나는 경우가 있다. 또한, 안구의 움직임뿐만이 아니라 미소를 짓는다든지 젖을 먹을 때처럼 입술을 움직인다든지 때로는 2, 3초 정도 짧게 흐느껴 우는 표정이 나타나는 경우도 있다.

동수면과 정수면

몸의 극히 좁은 영역에서 일어나는 작은 움직임을 동반한 수면을 '동수면(動睡眠)' 혹은 '활수면(活睡眠)'이라고 하여, 몸의 움직임이 적은 '정수면(靜睡眠)'과 구별하고 있다.

아기에게서 볼 수 있는 이 두 종류의 수면은 각각 어른의 REM수면과 비REM수면에 해당된다. 이 'REM'은 Rapid Eye Movement의 약자로 '빠른 안구 운동'을 의미한다.

어쨌든 수면 중의 안구운동은 극히 당연한 생리적 현상이고 또한, 성질이 다른 두 종류의 수면을 구별하는 특징이기도 하다. 그러나 이러한 사실을 모르면 자고 있는 아기의 안구가 움직이기만 해도 뭔가 이상이 있는 것은 아닌가 하고 쓸데없는 걱정을 하게 된다. 실제로 이 문제로 육아상담을 해오는 경우도 있다.

수면 간대성 근경련

수면 중에 나타나는 몸의 움직임 중에서 안구운동보다 더 걱정스러운 것은 손발을 경기하듯이 떠는 움직임이다.

일반적으로 손발의 극히 한정된 근육에서 일어나는 순간적인 수축, 즉 전격적인 굴곡운동을 의학용어로는 '간대성 근경련(myoclonus)'이라고 하는데, 수면 중에 일어나는 것을 '수면(혹은 야간) 간대성 근경련' 혹은 '입면 간대성 근경련'이라고 하기도 한다.

수면 중에 일어나는 이러한 순간적인 손발의 경련은 건강한 성인이나 아동들에게서도 가끔 나타난다. 특히, 잠들려고 할 때에 갑자기 손이나 발에 경련이 일어나 잠에서 깨어난 경험이 있는 사람도 적지 않으리라 생각한다. '입면 간대성 근경련'이라는 이름은 막 잠들려는 시점에서 발생하기 쉽다는 것을 강조한 명칭이다.

또한, 이 수면 간대성 근경련은 보통 REM 수면 중에 나타나는 신체의 다른 움직임과는 달리, 비REM수면 중에 일어난다. 이처럼 어른이나 아동들에게 나타나는 수면 간대성 근경련은 건강한 아기에서도 자주 볼 수 있는 현상이다.

이 문제에 대한 새로운 연구결과에 의하면 손발을 경기하듯 움직이기 시작하는 시기는 대개 생후 5일 내지 8일 정도 되는 신생아기로서, 늦어도 생후 2주일 이내에는 시작된다고 한다. 그리고 이러한 움직임이 일어나는 것은 수면 중으로 한정되어 있고 대부분 수 분 내지 30분 내에 자연적으로 없어지는데 경우에 따라서는 하룻밤 사이에도 몇 번이고 반복되는 경우가 있다고 한다.

증세로는 손발을 경기하듯 떠는 움직임 외에 특별히 다른 점은 없었으며, 그러한 움직임도 생후 6개월 이내에는 자연적으로 소실되었다고 한다. 또한, 만일의 경우를 위해 실시한 뇌파검사에서도 이상소견은 전혀 찾아 볼 수 없었다고 한다.

따라서 생후 6개월 미만인 아기들이 손발을 경기하듯이 떤다고 해도 그것이 수면 중에만 나타날 때에는 걱정하지 않아도 된다는 것이다.

그러나 이와 비슷한 증상을 나타내는 아기의 질환이 전혀 없는 것은 아니다. 그 중에는 치료를 해야 하는 것도 포함되어 있기 때문에 경기하듯이 몸을 떠는 증세가 자고 있을 때뿐만 아니라 깨어 있을 때에도 나타난다든지, 생후 6개월이 지났는데에도 나타날 경우에는 소아과 의사에게 상담을 해서 뇌파검사 등 세밀한 검사를 받아 보는 것이 좋다.

요람과 자장가

감는 배내옷

중세 유럽의 그림에는 붕대와 같은 천으로 온 몸을 감은 아기 예수나 귀족의 아기들 모습이 자주 등장한다. 이렇게 천으로 몸을 감는 것을 영어로는 'swaddling'이라고 하고, 아기의 몸을 감는 데 사용하는 천을 'swaddler'라고 한다. 우리말로 옮기면 '감는 배내옷'이다.

그리고 '밤비노(bambino)'는 원래 아기를 의미하는 이태리말이지만, 기독교에서는 '감는 배내옷'에 푹 싸여 있는 아기 예수의 의미로 통용되고 있다. 그 중에서도 플로렌스의 '인노센트 병원'에 소장되어 있는 마조리카 도자기의 밤비노는 특히 유명하여 지금까지 기념우표의 도안으로 여러 번 사용되기도 하였고, 미국 소아과학회의 심벌 마크로도 사용되고 있다.

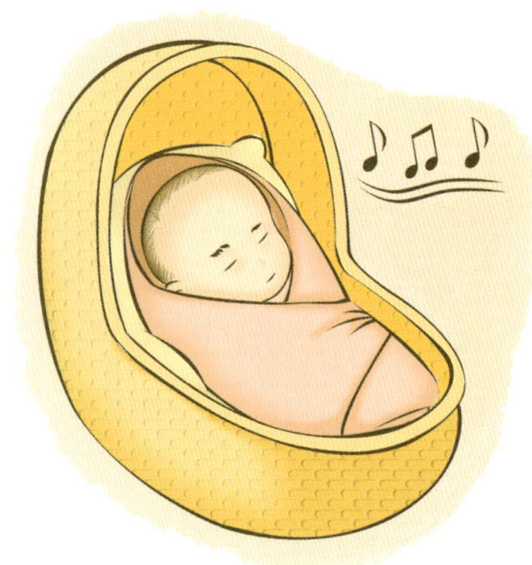

이처럼 신생아의 몸을 천으로 감는 것은 유럽에서는 그리스·로마시대 이래의 오래된 풍습으로 분만 시에

생긴 변형을 교정하고 신생아의 모습을 바르게 해 주며 아기를 보호하기 위한 목적이었던 것 같다. 그러나 18세기 말 경부터 아기의 자유를 속박한다는 부정적인 면이 강조되었다. '사회 계약론'으로 유명한 프랑스의 사상가 루소의 《에밀》이란 책의 첫 부분에도 그러한 의견이 서술되어 있다.

따라서 '감는 배내옷'으로 아기를 싸는 습관은 거의 사라졌지만 지금도 구 소련연방의 일부 지역에서는 그와 비슷한 풍습이 남아 있다고 한다.

한편, 유럽 이외의 지역으로 눈을 돌려보면 아메리카 원주민 사회에서는 아기를 판자에 동여맨다거나, 천으로 단단하게 싸는 방법을 이용했다고 한다. 또한, 전쟁 전 일본의 농촌이나 산촌에서 이용했던 '에지코'라는 것도 일종의 swaddling이라고 볼 수 있다.

물론 현대의학에서 생각해 보면, 이러한 방법은 아기의 자유를 속박하여 심리적으로 나쁜 영향을 끼치며, 또한 고관절탈구를 예방한다는 관점에서 보아도 결코 좋은 방법이 아니다.

그러나 세계 각지에서 오랫동안 이러한 방법을 이용해 왔다면, 여기에도 좋은 점이 있었던 것은 아닐까 생각한다.

아마도 이러한 방법은 아기를 진정시키는 데 효과적이었을 것으로 생각된다.

아기를 진정시키는 방법

얼마 전 출산한 지 얼마 되지 않은 막내딸이 친정 나들이를 왔다. 그런데 딸의 이야기에 의하면, 갓난아기를 조그마한 베이비 로크에 눕혀서 몸이 움직이지 않도록 양쪽 겨드랑이에 타월 같은 것을 넣어 두었더니 신기하게도 얌전해졌다는 것이었다.

분명히, 아기를 안아준다든지 해먹(hammock)이나 작은 요람에 눕힌다든지 해서, 무엇인가에 싸여 있는 것 같은 감촉을 느끼게 해 주면 울던 아기가 조용해지는 경우가 많다. 울고 있는 아기를 진정시킨다든지 깨어있는 아기를 재우기 위해서는 안아주거나 감싸주는 것 외에도 여러 가지 방법들이 있다.

예를 들어, 단조로운 연속음을 들려주거나 심장의 박동 소리와 같은 낮고 리드미컬한 소리를 들려주거나 자장가를 불러주거나 혹은 엄마의 얼굴을 보여주거나 아기의 몸을 가만히 흔들어주거나 부드러운 고무 젖꼭지를 빨리는 방법 등이 그것이다.

이렇게 아기를 진정시키는 여러 가지 방법을 영어로는 'soothing'이라고 한다. 사전을 찾아보면 '달래는, 진정시키는, 위로하는'이라고 번역되어 있는데, 여기서는 '진정시키는'이라는 표현이 적당할 것 같다.

어쨌든, 외국에서는 지금도 아기를 진정시키는 방법에 관한 연구가 많이 진행되고 있으며 여기에 관한 연구 논문들도 많이 발표되고 있다.

앞에서 언급한 아기를 진정시키는 여러 가지 방법들은 모두 효과가 있는데, 특히 고무 젖꼭지를 빨리는 방법이 진정 효과가 크다. 또한, 아기를 진정시키기 위한 방법을 동시에 많이 사용하면 할수록 그 효과도 커진다.

우리들은 일상생활에서 부모님이나 할아버지, 할머니로부터 배운 지혜, 즉 아기를 요람에 넣어서 진정시키거나 자장가를 들려주어 재우는데, 이러한 방법이 효과적이라는 것은 이미 과학적으로도 입증되어 있다.

병을 앓고 난 아기

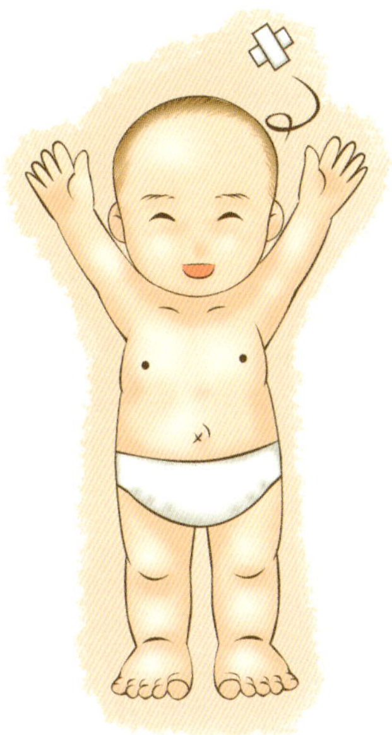

많은 사람들이 질병으로 며칠동안 침대에 누워 있다가 일어나려고 할 때 현기증이 난다든지 몸이 휘청거린 경험을 갖고 있으리라 생각한다.

2~3세 이후의 아이에게서도 그와 같은 일이 가끔 일어난다. 필자 자신도 어린 시절에는 병치레를 많이 했는데, 병 자체의 괴로움보다는 병을 앓고 난 후 일상생활로 돌아갈 때 느꼈던 괴로움이 더욱 강한 인상으로 남아 있다.

며칠씩 누워만 지내다 일어나려고 할 때 몸이 휘청거리는 현상을 독일어로 'Bettataxie'라고 한다. 우리말로는 '이상(離床)운동실조'라고 번역해도 좋을 것 같다. 독일에서 발간된 의학용어대사전에서는 이 말에 대해 "오랜 시간 침대에 누웠다가 일어났을 때의 비틀거리는 걸음걸이로서, 대개는 기립성 순환조절장애의 결과이며 운동실조는 아니다."라고 설명하고 있다.

'기립성 순환조절장애'에 대해서는 약간의 설명이 필요하겠지만, 일반적으로 우리가 누운 자세에서 갑자기 선 자세로 바꾸면 그에 따라서 맥박수가 증가되고 혈압이 저하된다. 그러나 이러한 변화는 보통 짧은 시간 내에 원래의 상태로 돌아오는데, 체질에 따라서는 혈압이 심하게 낮아지거나 오랫동안 그 상태가 지속되는 경우가 있다. 이것을 기립성 순환조절장애 혹은 기립성 저혈압이라고 한다. 그리고 오랫동안 누워 있다가 일어났을 때에는 보통 사람들도 이러한 기립성 저혈압이 나타나서 현기증이 나거나 구역질이 나거나 걸을 때 휘청거린다는 연구결과가 발표되었다.

병을 앓고 난 후에 나타나는 신체 변화 중에서 가장 눈에 띄는 것은 근력의 저하와 체중 감소인데, 이러한 변화들은 곧 회복되기 때문에 그다지 걱정하지 않아도 된다. 그러나 성장기의 어린이가 자주 병에 걸려서 체중이 감소한다든지 키가 정상적으로 크지 않을 때에는 일단 검토해 볼 필요가 있다.

만회하기 성장(catch-up growth)

'프라델'이라는 소아과 의사는 병을 앓고 난 후에는 보통 '만회하기 성장(catch-up growth)'이 빠른 속도로 나타난다고 하였는데, 그 속도는 보통의 4배에 달하는 경우도 있다는 연구결과를 발표하였다.

또한, '포크너'라는 연구자도, 3세 때까지 몇 번씩이나 입원과 퇴원을 반복했던 아이가 입원 경험이 없는 정상 아이와 똑 같은 성장단계로 빠르게 만회하는 것을 관찰했다고 한다. 따라서 아주 특수한 질병이 아닌 한, 질병에 의한 체중 감소나 일시적인 성장 지연은 걱정할 필요가 없다는 결론을 내렸다.

탈모증

병을 앓고 난 후의 아이들에게 나타나는 또 하나의 걱정거리로 탈모의 증가가 있다. 예를 들어 유행성 독감이 유행하면 아이의 탈모를 걱정하며 상담하러 오는 사람들이 증가한다.

원래, 우리의 머리카락은 약 2년 반 동안의 성장기, 3개월간의 휴지기, 그리고 3주 정도의 퇴행기라는 3단계를 거쳐 총 3년 정도의 수명을 끝내고 새로 자라난 머리카락과 교체된다.

그리고 우리들의 머리카락 수는 10만개 전후인데, 머리카락의 수명을 기준으로 단순하게 계산해 보면 매일 50~100개의 머리카락이 빠지는 셈이다.

그러나 머리카락 한 올 한 올의 생활주기(life cycle)는 각각 독립되어 있기 때문에 많은 수의 머리카락이 동시에 빠져버리는 일은 보통 일어나지 않는다.

하지만 우리 몸에 커다란 이변이 발생하면 많은 머리카락이 정상적인 생활주기를 중단하고 동시에 휴지기로 들어가 버리는 경우가 있다.

이러한 상태가 발생하면 몸에 이상이 일어난 때부터 6~16주일 후에, 보통은 2~4개월 후에, 많은 머리카락이 빠지는데 이것을 '휴지기 탈모증'이라고 한다.

그런데 머리카락의 성장활동을 중단시킬 가능성이 있는 원인으로는 분만, 외과수술, 외상, 영양장애, 정신적 스트레스, 경구 피임약의 복용 중단 등이 있으며 고열을 동반한 질병 또한 여기에 포함된다.

따라서, 유행성 독감에 걸리고 2~3개월이 지난 후부터 머리카락이 눈에 띄게 많이 빠지면, 그것은 휴지기 탈모증이다. 이러한 종류의 탈모는 자연히 회복되므로 특별히 치료할 필요는 없다.

귀지와 귀청소

누구나 어린 시절, 해가 잘 드는 창가나 툇마루에서 어머니의 무릎에 누워 귀지를 파달라고 했던 추억이 있을 것이다.

필자에게도 그런 추억이 있는데, 귀이개가 귓속으로 깊게 들어가는 느낌과 함께 통증을 느껴 도망치려 하면, 귀지가 쌓이면 귀머거리가 된다며 야단을 맞곤 하였다.

요즈음의 어머니들 중에도 매일 아기의 귀청소를 해준다는 분들이 있는데, 귀청소는 며칠에 한 번씩 해주는 것이 좋은지 질문해 오기도 한다. 그리고 생리적인 '습형 귀지'를 귀에서 나오는 고름으로 오해하는 사람들도 있다.

그런 의미에서 귀지에 대해서 다시 한번 살펴보기로 하겠다.

귀지는 귓구멍 - 정확하게는 외이도 - 의 입구 가까이에 분포되어 있는 이구선(耳垢腺)이라는 일종의 땀

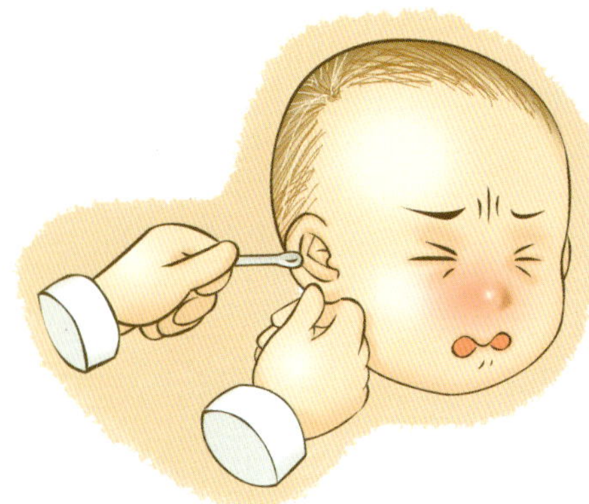

샘에서 나오는 분비물과 피지선에서 나오는 지방, 그리고 떨어진 상피세포들이 혼합된 것이다.

그리고 이 귀지에 포함된 지방은 공기 중에 있는 티끌과 먼지의 침입을 막아주는 역할을 할 뿐만 아니라 외이도의 피부를 매끄럽게 해주는 역할도 한다.

따라서 귀지를 제거하려고 매일 귀청소를 하는 것은 좋지 않다.

귀청소는 외이도의 입구 가까운 부분만을 깨끗하게 해주는 것으로 충분하며 귓속 깊은 곳까지 면봉이나 귀이개를 집어넣을 필요는 없다. 귀지가 쌓이는 곳은 외이도의 입구 근처로 한정되어 있기 때문이다.

좀 더 정확하게 말하자면, 외이도의 깊숙한 곳에 있는 상피세포는 노화하여 그 역할이 끝난 후에도 그 자리에서 벗겨져 떨어지는 일이 없다. 다시 말해 상피세포는 외이도의 바깥쪽으로 이동하여 입구 근처에서 벗겨져 떨어진 후, 이구선이나 피지선의 분비물들과 함께 섞여서 귀지로 배출되는 것이다. 이것을 외이도의 '자연정화작용'이라고 하는데, 귀지가 외이도의 입구 근처에 쌓인다거나 자연스럽게 배출되는 것은 이러한 자정작용 때문이라고 설명할 수 있다. 따라서 귀청소는 외이도의 입구 근처만으로 충분하다고 할 수 있다.

그러면 귀청소는 어느 정도의 시간적 간격을 두고 하는 것이 좋은가?

귀지가 쌓이는 정도는 개인에 따라 다르지만 귀청소를 해주는 시기는 2~3개월에 한 번 정도가 적당하다. 그리고 딱딱해진 귀지가 마개처럼 외이도를 막고 있는 경우에는 무리하지 말고 이비인후과의 전문의를 찾아가는 것이 좋다.

귀지의 형태

귀지에 대해 알아두어야 할 또 한 가지는 귀지의 형태인데, 여기에는 마른 형태와 젖은 형태의 두 종류가 있다. 마른 형태는 보통 '건형 귀지'라 하고 젖은 형태는 '습형 귀지'라고 한다.

이 두 종류의 형태는 멘델식 유전법칙에 따라 결정되는 것으로 습형 귀지의 유전자가 건형 귀지의 유전자에 대해 우성이다.

그러나, 황인종의 경우에는 습형 귀지의 유전자를 갖고 있는 사람은 전체의 10~20%에 지나지 않고 80~90%가 건형 귀지라고 한다. 이와는 달리 백인의 경우에는 90% 이상이 습형 귀지라고 한다.

보통, 아이의 외이도에서 연한 왁스나 기름 같은 귀지가 흘러나오면 귀고름이 아닐까 혹은 중이염을 방치해서 생긴 고름이 아닐까 하고 걱정하는 경우가 많은데 대부분은 습형 귀지로 인한 것이다.

귀지가 습형인 사람은 기억력이 좋고 머리가 좋다는 말이 있는데, 물론 과학적인 근거는 없는 말이다. 어쨌든, 습형 귀지는 생리적인 것으로 전혀 걱정할 필요가 없다는 것만은 분명한 사실이다.

따뜻한 음식, 찬 음식

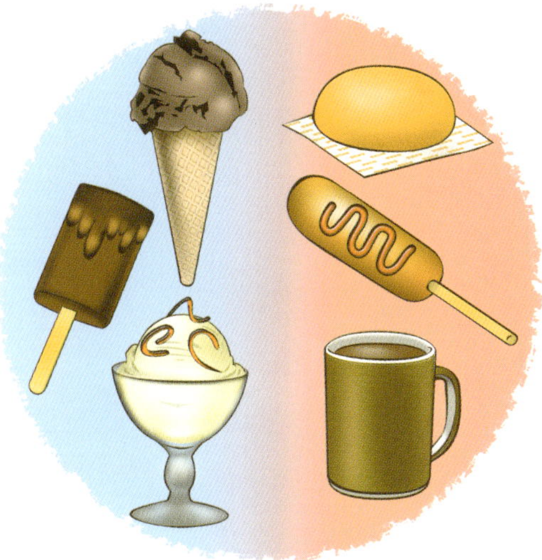

찬 바람을 맞으며 집에 돌아온 날 밤에는 따끈한 차라도 한 잔 마시고 싶어지고, 잠깐만 움직여도 땀이 나는 한여름에는 팥빙수나 아이스크림 같은 것이 먹고 싶어진다.

우리는 옛날부터 추위를 견뎌내기 위해 따뜻한 음식을 먹었으며, 시원함을 느끼기 위해 찬 음식을 먹곤 하였다.

하지만, 아직 이유식을 시작하지 않은 아기나 이유식은 시작했지만 2~3세 미만의 유아들인 경우에는 먹을 것이나 마실 것의 온도가 문제되는 경우는 별로 없다고 생각한다. 그러나 뜨거운 음료는 몰라도, 찬 우유를 좋아하는 아기, 아이스크림을 좋아하는 아기들이 많이 있으므로 아기가 먹는 음식물의 온도에 대해 검토해 보는 것도 중요하다고 생각한다.

그래서 먼저 어른을 대상으로 실시한 연구결과로부터 식음료의 온도와 더위와 추위를 느끼는 감각(체감온도)과의 관계를 살펴보기로 하겠다.

음식의 온도와 심부체온과의 관계

우리가 느끼는 더위와 추위의 감각, 소위 '체감온도'는 그 당시에 우리를 둘러싸고 있는 주위의 온도만으로 결정되는 것이 아니라, 습도, 햇빛, 바람의 속도, 입고 있는 옷의 종류와 두께 등의 영향을 받는다.

또한, 피부 표면의 여러 곳에서 측정된 온도의 평균치 즉, 평균 피부온도에 의해서도 좌우되고, 우리의 평균체온과도 관계가 깊다. 그러나 여기에서 말하는 '평균체온'이란 입안에서 측정한 심부체온에 2를 곱하고 여기에 평균 피부온도를 더해서 3으로 나눈 것으로, 말하자면 심부체온과 피부온도의 가중 평균치인 것이다.

따라서 우리가 만약 찬 것을 먹은 후에는 심부체온이 내려가고 따뜻한 것을 먹은 후에는 심부체온이 올라간다고 한다면, 먹는 것과 마시는 것의 온도에 따라서 시원함을 느낀다든지 따뜻함을 느낄 수 있을 것이다.

여기에 관한 논문은 의외로 적지만 '임스'(1989)라는 연구자에 의하면 체중이 70㎏인 성인에게 7℃의 냉수 1ℓ 를 마시게 하였더니 마신 후 20~40분이 경과된 시점에서 심부체온이 0.6℃ 저하되었다고 한다.

또 이와는 별도로, '네이델'(1970)이라는 연구자는 체중이 74㎏인 26세의 남자에게 약 500g의 아이스크림과 55~60℃의 동량의 푸딩을 먹게 한 뒤에 고막에서 측정한 심부체온 및 열 생산량의 변화를 관찰하였다.

그 결과에 의하면 아이스크림을 먹은 경우에는 먹고 난 직후부터 약 30분간, 최고 1℃에 달하는 심부체온이 저하되었고, 따뜻한 푸딩을 먹은 경우에는 약 1시간 동안 0.4℃ 전후의 체온이 상승되었다고 한다. 따라서, 찬 음료나 음식은 체온을 저하시키고 반대로 따뜻한 음료나 음식은 체온을 상승시키는 효과가 있기 때문에 따뜻해지고 싶을 때에는 따뜻한 음식을, 시원해지고 싶을 때에는 찬 음식을 먹는것은 지극히 합리적인 방법이라고 할 수 있다.

우유의 온도와 아기 체온의 변화

앞에서는 어른을 대상으로 한 연구결과를 살펴보았는데, 아기를 대상으로 한 연구로는 미국의 '홀트'가 실시한 것(1962)이 가장 중요하다고 생각된다.

'홀트'가 실시한 연구 중 하나는, 출생시의 평균 체중이 1,530g인 미숙아 15명에게는 찬 우유를 먹이고, 평균 체중이 1,570g인 대조군 아기들 11명에게는 따뜻한 우유를 먹인 다음 10분마다 15초씩 관찰해서, 수면, 발성, 운동 등의 행동이 어떻게 달라지는지를 검토해 보았다. 그 결과 우유의 온도와는 상관없이 수면, 발성, 운동 등에서 전혀 다른 점을 찾아 볼 수 없었다고 한다.

홀트가 실시한 또 하나의 실험에서, 홀트는 출생시의 평균체중이 1,610g인 미숙아 17명에게 찬 우유를 먹이고, 평균체중 1,627g인 대조군 16명에게 따뜻한 우유를 먹인 다음 그 후의 체온 변화를 측정하였다. 이 때의 체온은 겨드랑이에서 측정하였다고 한다.

이때 먹인 찬 우유의 온도는 수유를 시작한 시점에서 7~11℃였는데, 수유가 끝난 시점에서는 9~18℃였고, 따뜻한 우유는 수유를 시작한 시점에서는 34~51℃였는데, 수유가 끝난 시점에서는 30~43℃였다고 한다.

체온을 측정한 결과, 찬 우유를 먹었던 그룹에서는 평균 0.1℃의 체온저하를 관찰할 수 있었다고 한다.

따라서, 이 연구결과만 본다면 찬 우유는 다소나마 아기의 체온을 저하시키지만, 체온저하에 따른 악영향은 나타나지 않았다고 판단된다. 그러므로 찬 우유를 좋아하는 아기에게는 찬 우유를 먹여도 상관이 없다는 것을 알 수 있다.

유아식과 식이섬유

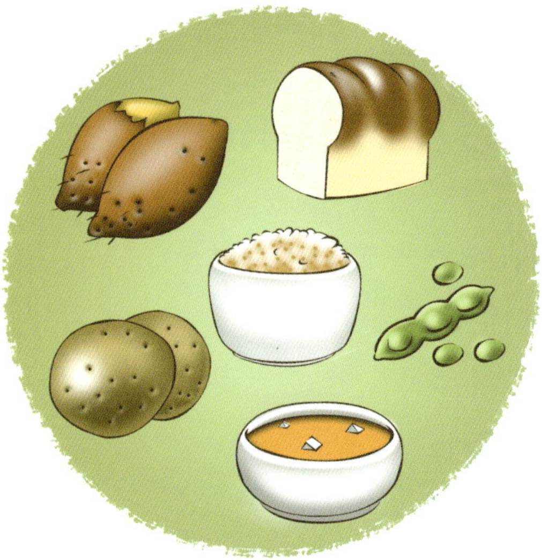

변비가 있는 유아에게는 보통 섬유질이 많은 식품을 먹이도록 권장하는데, 수년 전까지만 해도 음식 속에 어느 정도의 섬유질이 포함되어 있는지를 기재한 식품 성분표를 구하기가 어려워서 구체적으로 식품을 권해주기가 쉽지 않았다.

그러나 식이섬유의 섭취량이 감소되면 대장암, 당뇨병, 고지혈증 및 이것으로 인한 심장병 등에 걸리기 쉽다는 사실이 밝혀져 식이섬유에 대한 관심이 점점 높아지고 있다. 그래서 이 항목에서는 식이섬유에 대한 문제를 다루어 보려고 한다.

진료를 하다보면 변비경향이 있어 식이섬유를 충분히 먹여야 하는 유아들을 많이 접하게 된다. 또한 성장 후의 식습관도 유아기의 식습관의 연장선상에서 형성되는 것이기 때문에 어릴 때부터 식이섬유를 먹는 습관을 길러주는 것이 무엇보다 중요하다고 할 수 있다.

식이섬유란 무엇인가?

식이섬유란 대체 무엇일까? 이것을 학문적으로 엄밀하게 정의내리는 것은 쉽지 않은 것 같다. 간단하게 요약해서 '사람의 소화효소로는 소화가 되지 않는 음식 성분'이라고 정의할 수 있을 것이다. 이러한 식이섬유에는 많은 종류가 있는데, 크게 나누어 식물성과 동물성 그리고 수용성과 불수용성으로 생각할 수 있다. 예를 들어 셀룰로오스, 리그닌, 한천 등은 식물성의 불수용성 섬유이고, 새우나 게 등의 갑각류에 포함되어 있는 키틴이나 상어지느러미의 성분인 콜라젠은 동물성의 불수용성 섬유이다. 이에 비해, 과일이나 야채에 많은 펙틴, 구아콩의 성분인 구아껌, 해조류에 많은 알긴산나트륨, 곤약에 들어 있는 글루코만난(glucomanan) 등은 식물성의 수용성 식이섬유이다. 또한, 생선에 많은 콘드로이틴은 대표적인 동물성의 수용성 섬유이다.

식이섬유에는 이렇게 많은 종류가 있는데, 이들의 공통된 생리작용으로는 대변의 양을 증가시키고 장의 운동을 촉진하며 장 속의 유해균을 억제하고, 유해물질을 흡착하여 배설을 촉진한다. 그리고 나트륨이나 칼슘의 배설을 촉진하고, 지방과 당질의 흡수를 방해하며 고지혈증이나 당뇨병의 발생을 억제하는 작용도 한다.

식이섬유의 하루 섭취량

그렇다면 하루에 어느 정도의 식이섬유를 섭취해야 하는지에 대해서 살펴보자.

식이섬유에 대변의 양을 증가시키는 작용이 있다는 것은 앞에서도 언급했는데, 서양에서는 변의 양이 하루에 150g 정도가 되도록 식이섬유를 섭취하는 것이 좋다고 하며, 식이섬유의 권장 섭취량을 20g 전후로 정하고 있다. 일본에서도 몇 명의 연구자가 식이섬유의 섭취량과 대변량 사이의 관계를 조사한 결과, 대변량을 150g으로 유지하기 위해서는 하루에 최저 20g의 식이섬유를 섭취할 필요가 있다는 것을 알게 되었다. 또, 이것과는 별도로 식이섬유의 섭취량이 18g 이하가 되면 대장암의 발생율이 현저하게 증가한다는 것도 알 수 있었다. 물론 20g이라는 수치는 성인에 해당되는 것이고, 유아의 경우에는 음식 섭취량 1,000kcal당 10g을 기준으로 계산하면 된다.

최근에는 식습관이 서구화되어 어른이든 아이이든 식이섬유의 실제 섭취량이 권장량을 약간 밑돌고 있는 경향이 있다.

식이섬유의 섭취량을 늘리기 위해서는 단지 식이섬유의 함유량이 많은 음식만을 먹으려 하지 말고 비교적 많은 양을 무리없이 먹을 수 있는 식품을 선택해서 먹는 것이 좋다.

그러한 것으로는 현미(칠분도 쌀), 오트밀, 콘플레이크, 식빵 등의 곡류와 곤약, 고구마, 토란 등의 감자류 및 전분류, 삶은콩, 청국장, 콩비지, 소금물에 삶은 풋콩 등의 콩류, 그리고 우엉, 홍당무, 배추, 고사리 등의 야채류를 들 수 있다. 또한, 말린 살구, 건포도, 말린 바나나 등도 유아들이 좋아하는 식품이다.

유산균과 요구르트

박테리아나 세균이라고 하면 폐렴, 농가진, 식중독 등 반갑지 않은 질병이 떠올라 자칫 나쁜 것으로만 취급하기 쉬운데, 세균 중에는 인간의 생활에 도움이 되는 유용한 것도 있다.

예를 들어 청국장 균은 청국장을 만드는 데 없어서는 안 되는 세균이고 유산균은 맛있는 절임류 음식을 만드는 데에 반드시 필요한 것이다.

유산균의 역할

유산균은 약간의 당류를 함유한 액체 속에서 잘 발육되어 그 당류를 유산으로 변화시키지만, 일반적인 유해균(부패균)은 산에 약하기 때문에 그 활동이 방해를 받아 식품이 부패되지 않고 오랫동안 보존된다. 단무지는 이렇게 하여 만들어진 것인데 식염의 농도가 처음부터 끝까지 일정한 것에 비해 신맛은 유산균의 활동에 동반

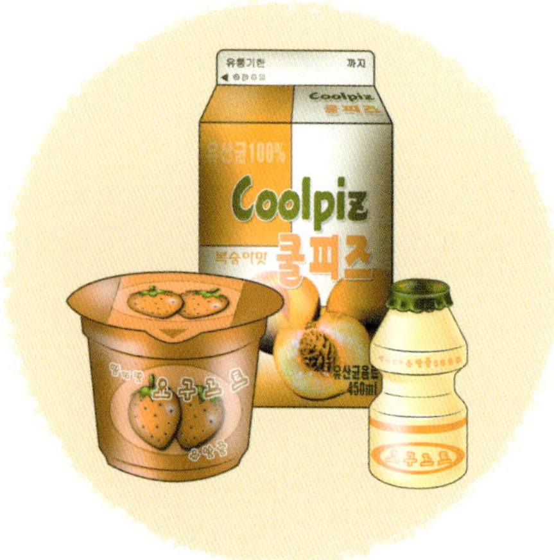

해서 증가한다.

따라서 짠맛과 신맛이 조화를 잘 이룰 때가 가장 맛있는 시기로서, 이 시기 이전에는 짠맛이 강하고 이 시기 이후에는 신맛이 강하여 너무 익어버린 상태가 된다. 유산균은 절인 음식뿐만 아니라 청주를 만들 때에도 누룩이나 효모와 함께 중요한 역할을 하는데, 여기에서는, 술보다는 아이의 식생활과 관련이 깊은 요구르트에 대하여 좀 더 상세하게 살펴 보겠다.

발효유란 무엇인가?

일반적으로 소, 염소, 낙타 등 가축의 젖 속에 유산균을 증식시켜 유산발효를 일으킴으로써 만들어지는 유제품을 발효유라고 한다. 이렇게 유산발효를 일으키면 유산이 만들어지기 때문에 유즙은 산성이 되고, 산성이 되면 유즙 속에 있는 단백질이 응고하게 된다. 그래서, 발효유라는 이름 대신에 '산유(酸乳)' 또는 '응유(凝乳)'라는 단어를 사용하는 경우도 있는데 발효유와 거의 같은 의미라고 생각하면 된다.

이러한 발효유(산유, 응유)는 아주 옛날부터 식용으로 이용되어 왔다고 추정되는데, 그것은 로마시대 왕들의 전기나 구약성서에 비슷한 기록이 있기 때문이다.

예를 들어, 구약성서의 창세기(18·1-10)편에는 응유로 3명의 천사를 대접한 아브라함의 선행이 기록되어 있다. 또한, 석가(기원전 566-468)가 열반 직전에 설교했다고 하는 대반야열반경에는 연유, 제호(醍醐)에 관한 기술이 있는데, 이들은 각각 발효유나 치즈와 유사한 것이라고 생각된다.

한편, 전통적으로 발효유를 음식으로 먹는 나라를 조사해 보니, 러시아, 몽고, 티베트 등의 중앙아시아와 동아시아, 인도, 네팔, 아프가니스탄, 말레이시아, 인도네시아 등의 동남아시아 및 남아시아, 터키, 발칸제국 등의 서남아시아에 분포된 나라들이었다. 따라서 발효유는 이들 나라에서 목축업에 종사했던 사람들의 지혜가 만들어낸 영양이 풍부한 보존식품이었던 것이다.

이렇게 많은 나라들에서 전통적으로 만들어져 왔던 발효유는 형태도 맛도 다양하여 여러 가지 이름으로 불려지고 있는데, '요구르트'도 옛날부터 발칸 지역과 아시아 여러 지역에서 만들어져 온 발효유의 일종이다.

요구르트와 장수

원래 '요구'는 '굳다'라는 의미이고, '루트'는 '젖'을 의미하는 말인데, '요구르트'라는 이름이 세계적으로 유명해진 것은 1908년에 노벨상을 수상한 '메치니코프' (1845-1916)가 유산균을 먹으면 장수한다는 설을 주창한 이후의 일이라고 생각된다.

'메치니코프'는 면역학적 연구로 노벨상을 수상했는데 만년에는 사람의 장내 세균에 대한 연구에 흥미를 갖게 되었다. 그리고, 불가리아를 여행했을 때, 이 나라의 사람들이 즐겨 먹는 요구르트에 들어있는 주된 세균이 '불가리아균'이라는 유산균인 사실을 알게 되었다. 한편, 그는 당시 불가리아에 100세 이상 장수하는 사람이 많다는 점에 주목하고, 그 이유에 대해서도 다음과 같이 설명하였다.

원래 사람의 수명은 100세 정도로 추정할 수 있는데, 사람이 천수를 다 하지 못하는 것은 창자 내의 부패균이 만들어 내는 독소가 노화를 촉진시키기 때문으로, 요구르트를 즐겨 마시면 요구르트 안에 들어있는 유산균이 부패균을 죽여서 노화의 진행을 막아주기 때문에 천수를 다 할 수 있다고 하였다. 아울러 1912년의 통계에 의하면 독일의 총인구 6,100만명 중 100세 이상이 70명이었던 것에 비해 불가리아에서는 인구 400만명 중 100세 이상이 3,600명이나 되었다고 한다.

메치니코프 자신은 71세에 사망했지만, 그의 유산균 장수설 덕분에 요구르트는 전세계 사람들의 애용 식품이 되었다. 또한 이유기 이후의 유유아에게도 권장할만한 영양식품으로 널리 애용되고 있다.

알칼리성 식품

요즈음은 알칼리성 식품에 대한 믿음이 아이의 식생활에까지 큰 영향을 미치고 있는 것 같다.

매실 절임이 알칼리성 식품이라고 해서 아이에게 매일 먹이고 있다는 사람이 있는가 하면 또, 알칼리성 미네랄이 많이 함유된 음료수를 애용한다는 사람도 있다. 그리고 가끔, 매실 절임이나 레몬은 신맛이 나는데, 왜 알칼리성 식품이냐고 질문해 오는 경우도 있다.

일본에서는 알칼리성 식품, 산성 식품 문제로 여러 가지 폐해가 초래되었기 때문에 1985년에 공정거래위원회가 식품에 알칼리성 식품이라는 표시를 하지 못하도록 하였고 또한, 국립건강·영양연구소의 야마구치(山口迪夫)씨는 《알칼리성 식품·산성 식품의 오류》라는 해설서(第一出版, 동경, 1987)도 출판하였다. 그러한 대응책에도 불

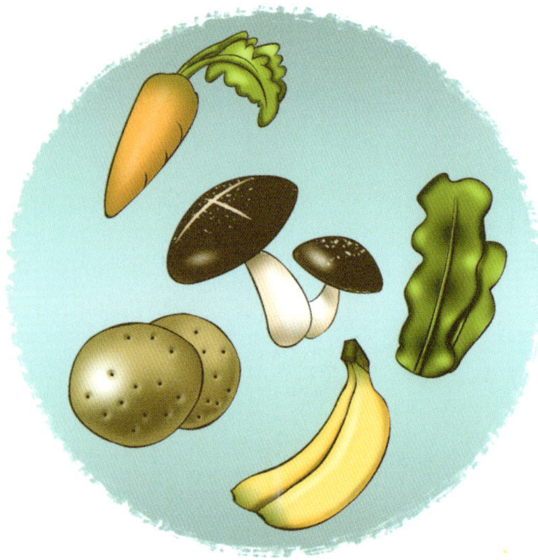

구하고 이 문제는 그렇게 간단하게 해결될 것 같지 않다.

여기에서 다시 한번 이 문제에 대해 살펴보기로 하겠다.

산성 식품과 알칼리성 식품

산성 식품과 알칼리성 식품의 의의를 처음으로 강조한 사람은 바젤(Basel) 대학의 '분게 교수(1844-1920)'이다.

그는 식품 속에 함유되어 있는 유황이 체내에서 산화되어 황산이 됨으로써 몸을 산성으로 만드니까 체내에서 알칼리를 만들기 쉬운 미네랄을 섭취하여 균형을 유지시킬 필요가 있다는 학설을 주장하였다.

그의 생각은 곧 많은 사람들에게 호응을 얻어, 체내에서 산을 만들어 내기 쉬운 유황, 인, 염소는 산성 미네랄로 분류하고 반대로 알칼리를 만들기 쉬운 나트륨, 칼륨, 칼슘, 마그네슘은 알칼리성 미네랄로 분류하여, 알칼리성 미네랄을 많이 함유한 식품은 알칼리성 식품, 반대로 산성 미네랄을 많이 함유한 식품은 산성 식품이라고 하였다.

그리고, 식품 속의 알칼리성 미네랄과 산성 미네랄의 상대적인 비율 혹은 균형을 나타내기 위해서 '알칼리도' 혹은 '산도'라는 기준을 만들었다. 알칼리도가 높은 식품이라고 하면 그 식품 속에 함유된 알칼리성 미네랄이 산성 미네랄보다 훨씬 많다는 것을, 반대로 산성도가 높은 식품이라면 산성 미네랄의 양이 알칼리성 미네랄의 양보다 훨씬 많다는 것을 의미한다.

그렇다면, 알칼리도나 산도는 어떻게 결정되는지에 대해 알아보기로 하겠다.

알칼리도와 산도를 결정하는 방법

알칼리도나 산도를 결정하는 방법에는 두 가지가 있다. 그 중 한 가지는 식품을 태운 후에 남는 재를 물에 녹여서 이 액체를 중화하는 데에 필요한 산이나 알칼리의 양으로 결정하는 방법이다. 또 한 가지는 식품 속에 함유되어 있는 알칼리성 미네랄 및 산성 미네랄의 함유량을 계산해서 산출하는 방법이다.

이 방법들 중 첫 번째 방법인 중화반응에 의해 산출된 알칼리도를 보면 야채류는 5에서부터 15 사이인 것들이 많으므로 레몬, 사과, 매실절임 등도 알칼리성 식품으로 분류된다. 이에 반해, 생선이나 쇠고기, 돼지고기, 닭고기 등의 동물성 식품의 대부분은 -5에서 -10 사이에 있어 모두 산성 식품으로 분류된다.

여기에서 주의해야 할 것은 알칼리성 식품 혹은 산성 식품이라고 해도 식품 그 자체의 알칼리성 혹은 산성과는 관계가 없다는 점이다. 즉 알칼리성 식품이라고 해서 리트머스 시험지를 파랗게 변색시키고 산성 식품이라고 해서 리트머스 시험지를 빨갛게 변색시키지는 않는다는 것이다. 반복해서 말하자면, 앞에서 이야기했던 것처럼 체내에 들어와 대사되는 과정에서 산으로 변하기 쉬운 미네랄을 많이 함유한 식품은 산성 식품이고 알칼리로 변하기 쉬운 미네랄을 많이 함유한 식품은 알칼리성 식품인 것이다.

그렇다면 과연 알칼리성 식품과 산성 식품에 대한 이론은 정말로 맞는 것일까?

혈액은 약알칼리성이다

음식에 따라 혈액이 산성이 된다든지, 강한 알칼리성이 될 수 있는 것일까? 대답은 “아니다”이다. 우리가 음식물로 섭취한 산성 미네랄과 알칼리성 미네랄은 모두가 산이나 알칼리로 변하는 것도 아니며 그 중 일부가 산이나 알칼리로 변했다고 해도 우리 몸이 갖고 있는 조절기능에 의해 혈액은 항상 일정한 수준의 약알칼리성(pH 7.4)으로 유지되고 있기 때문이다.

그러한 이유로 알칼리성 식품, 산성 식품에 관한 이론은 전혀 의미가 없는 것으로 이제는 영양학 서적에서도 그 모습을 감추어 가고 있다.

체내의 수분 부족과 수분 과잉

점적수액, 즉 '링거주사'란 말은 원래 전문용어였는데 이제는 완전히 일상용어가 되어버린 것 같다.

"탈수가 심하니까 우리 아이에게 링거주사를 놓아 주세요"라는 부탁을 자주 받기 때문이다. 그러나 증세를 물어보면 어제 보육원에서 2, 3회 토한 것뿐이고 오늘은 토하지도 않았을 뿐 아니라 설사도 하지 않았다고 한다. 아무리 생각해 보아도 링거주사를 맞을 필요는 없어 보인다.

아이에게 링거주사를 맞히려고 병원을 찾는 사람들 중에는 링거주사가 구역질을 진정시키고 설사를 멈추게 한다고 오해하고 있는 사람도 있는 것 같다.

링거주사를 맞고 결과적으로 구역질이 멎는 경우도 전혀 없는 것은 아니지만 링거주사가 구역질을 진정시킨다거나 설사를 멎게 하는 치료법은 분명히 아니다.

링거주사는 원래 몸속의 부족한 수분을 보충해서 체액 성분의 불균형을 바로잡기 위한 처치 방법이다. 따라서 입으로 수분을 섭취할 수 있는 경우에는 대체로 필요가 없는 방법이다.

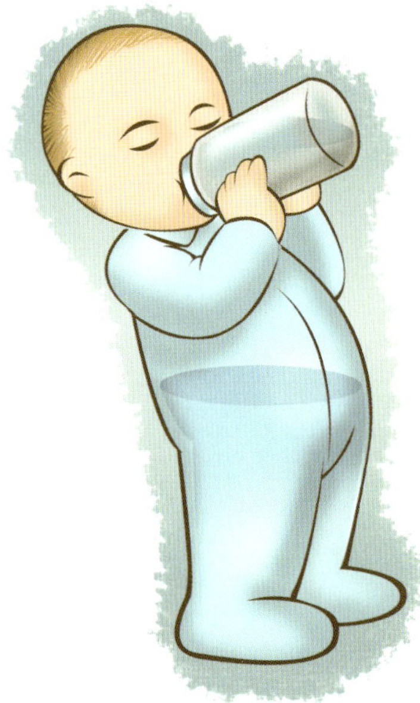

물이 인체의 중요한 구성 성분 중 하나라는 것은 굳이 다시 말할 필요도 없다. 즉, 세포 속에 들어있는 수분(세포내액)이 체중의 약 40%, 세포와 세포 사이나 혈액 속에 들어 있는 수분(세포외액)이 체중의 20%를 차지하여, 수분은 체중의 약 60%를 차지한다는 계산이 나온다.

수분의 섭취와 배설

체내 수분의 일부는 피부나 폐를 통해서, 혹은 소변이나 대변의 형태로 몸 밖으로 배출되는데, 배출된 수분의 양은 음식물이나 음료수에 함유되어 있는 수분과 영양분이 몸 안에서 대사되는 과정에서 만들어지는 수분으로 보충된다.

여기에서 수분이 체내로 들어오고 나가는 양을 수량적으로 계산해 보면 체중이 70㎏인 성인의 경우, 세포외액량은 약 14ℓ 이며 수분의 섭취량과 배설량은 각각 약 2ℓ 씩으로 매일 체내로 들어오고 나가는 수분의 양은 세포외액량의 14%에 해당된다.

이에 반해 체중이 7㎏인 유아의 경우, 세포외액량이 1.4ℓ이며 섭취 및 배설되는 수분의 양이 각각 0.7ℓ로 체내로 들어오고 나가는 수분의 양은 세포외액량의 50%나 된다.

이처럼 유유아의 경우 어른에 비해 수분이 나가고 들어오는 양이 비교적 많다는 것은 유유아의 체내 수분량이 변동하기 쉽다는 것, 특히 수분 부족에 빠지기 쉽다는 이유가 된다고 생각할 수 있다.

그러나 유유아라고 해도 2, 3회의 구토와 약간의 설사로 인해 쉽게 탈수 상태에 빠지지는 않는다.

탈수라는 것은 원래, 비정상적으로 많은 양의 수분이 소실되고 그로 인해 체액 성분의 균형이 파괴되는 것을 의미하는데, 수분 소실로 인한 체중 감소가 유아의 경우 5%, 아동의 경우 3%일

때를 경증 탈수라 하고 유아의 경우 10%, 아동의 경우 6%일 때를 중증 탈수라고 한다.

그리고, 이 정도로 심한 체중 감소는 설사나 구토가 아주 심하거나 장시간 지속되지 않는 한 나타나지 않기 때문에 약간의 설사나 구토를 했다고 해서 링거주사를 맞힐 필요는 없다.

그렇다면, 우리들 인간이 하루에 필요로 하는 물의 분량, 즉 수분의 소요량은 대체 얼마나 될까?

그 양은 연령에 따라 다르지만 유유아의 경우는 체중 1kg당 100~120㎖, 아동의 경우는 70㎖, 성인의 경우는 50㎖라고 한다.

우리는 물론 음료수로 수분을 섭취할 뿐만 아니라 먹는 음식물에도 수분이 포함되어 있으며, 또한 영양소가 몸 안에서 대사되는 과정에서도 수분이 만들어진다. 그리고, 앞에서 제시한 수분의 소요량은 이들을 모두 합친 수치이며, 또한 건강한 사람을 기준으로 했을 때의 양이다.

그러나, 건강한 사람이라도 열이 있는 경우에는 더 많은 수분을 필요로 하고, 체온이 1℃ 상승할 때마다 유유아는 체중 1kg당 6~7㎖, 아동은 5㎖ 정도의 물을 더 필요로 한다..

설사나 구토를 한 경우 수분 보충을 할 때 명심해야 할 것은 설사변이나 구토물과 함께 나트륨, 칼륨 등의 미네랄이 대량으로 소실되기 때문에 물이나 차보다는 이온음료, 스프, 쥬스 등을 먹는 것이 좋다는 것이다.

물이나 차만 마시면 체내의 수분이 많아져 체액이 희석되므로 상태를 악화시킬 수가 있다. 다시 말해 침수로 인한 폐해에 비유할 수 있을 것이다.

설탕과 아기

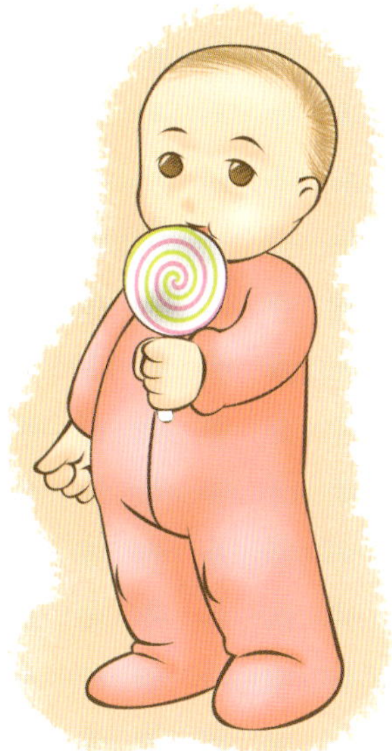

육아 상담을 하다 보면 가끔 생각지도 못했던 어려운 질문을 받고 쩔쩔매는 경우가 있다. 지난달에도 이유기의 아기에게 설탕이 들어간 음식이나 음료수를 먹이면 정서가 불안정해진다는 이야기를 들었는데 그게 정말이냐는 질문을 받았다.

이 질문에 한 순간 당황했었는데 전에도 이와 비슷한 경험을 한 적이 있었으므로, 그럭저럭 곤란한 상황을 벗어날 수 있었다.

이 경험이라는 것은 설탕과 청소년 비행(非行)의 상관관계를 중요시하는 한 식량연구가의 텔레비전 대담 프로그램에 토론자로 참석해 달라는 의뢰를 받았던 것을 말한다. 그 때에는 정보가 잘못 전달되고 있다는 느낌을 받았기 때문에 상황에 따라서는 반론을 제기할 생각으로 방송에 나갔지만, 역시 그 연구가는 토론의 주제를 정확하게 이해하고 있었고 타당성 있는 의견을 제시했기 때문에 반론을 제기하기는 커녕 오히려 맥이 빠졌던 일이 생각났다.

본론으로 들어가 1970년대 초반부터 미국에서는 식품첨가물이 아이의 운동과다증 — 주의집중이 곤란하고 산만하며 침착하지 못한 상태 — 의 중요한 원인이 된다는 설이 일반 가정으로 널리 퍼지면서 '페인고울드'라는 사람이 제창한 무첨가식품이 널리 보급되었다.

그러나 그 후, 연구가 진행됨에 따라 식품첨가물이 운동과다증 어린이의 문제행동에 중요한 원인이라는 설에 대해 이의를 제기하는 사람들이 많아지기 시작하여, 아이의 상태가 개선되기를 기대하면서 무첨가식품을 먹이던 부모들도 점차 감소하게 되었다.

설탕과 운동과다증과의 관계

그 대신 1970년대 중반부터 아이가 문제 행동을 보이는 원인 또는 문제 행동을 악화시키는 요인으로 설탕에 의혹의 눈길을 돌리게 되었다.

설탕이 운동과다증 혹은 주의력집중장애의 중요한 원인 중 하나라는 것을 처음으로 지적한 사람은 미국의 소아과 의사인 '크루크'이다. 크루크는 1974년에 미국 소아과학회의 기관지인 'Pediatrics'의 편집자에게 편지를 보냈는데, 그 내용을 보면 자기가 과거 1년 동안 55명의 운동과다증 어린이를 진료했는데, 그 중 16명이 설탕에 원인이 있는 것으로 생각된다는 것이었다. 그리고 전형적인 한 아이의 병력을 대략 소개하였는데, 그 아기는 4세의 남자 아이로 운동과다증이 눈에 띄고 식욕이 없으며 깊게 잠들지 못하고 단 것을 즐겨 먹었다는 것이다.

그래서 아이가 먹는 음식 중에서 설탕(sucrose)을 모두 제거해 보았더니 1년 후에는 보통 아이와 거의 다른 점이 없을 정도로 증상이 개선되었다는 것이다.

그러나, 이 시점에서 시험적으로 다시 한번 설탕을 먹여 보았더니 5분 후에 다시 원래의 증상이 나타나 약 4시간 동안 지속되었다고 한다. 이러한 견해는 충분한 과학적인 검토를 거치지 않은 채, 급속도로 일반 가정, 특히 운동과다증 어린이의 부모들 사이에 퍼져 나간 것으로 보인다. 체계화된 연구는 1980년대에 들어서면서 겨우 시작되었다.

그들 중 몇 개의 연구결과는 의학이나 심리학의 전문지에도 발표되었지만 결론은 일치되는 것 같지 않다. 예를 들어, '프라인즈'라는 연구자가 1980년에 교정 심리학 연구지에 발표한 논문에서는 운동과다증 어린이의 파괴적이고 공격적인 행동과 설탕 섭취와의 사이에는 밀접한 관계가 인정된다고 하였다. 그러나 일리노이 대학의 '그로스'라는 정신과 의사가 소아과 잡지인 'Pediatrics'에 발표한 논문에서는 '설탕으로 인해 행동 이상을 보이는 경우가 있는 것은 사실이지만 운동과다증이 설탕으로 인해 악화되는 경우는 없다"고 기록하고 있다.

한편, 아이오와 대학의 연구단체는 엄밀하게 검토한 결과, 설탕과 운동과다증과는 아무런 관계가 없다는 결론을 내렸다.

그와 같은 이유로 운동과다증 어린이들 중 극히 일부에는 설탕이 원인으로 생각되는 증례나, 원인이라고는 말할 수 없지만 설탕으로 인해 증상이 악화된 듯한 증례가 포함되어 있다는 것을 부정하기 어렵다. 그러나 대부분은 설탕과 아무런 관계가 없다고 생각해도 좋지 않을까 생각한다. 더구나, 건강한 아기에게는 설탕이 함유된 음식이나 음료수를 준다고 해도 정서장애나 행동 이상이 나타날 위험성은 거의 없을 것으로 생각된다.

소프트 드링크의 함정

아침에 집을 나오다 보니 주택가의 여기저기에 빈 쥬스병이나 콜라깡통이 들어 있는 상자가 눈에 띄었다. 오늘이 바로 쓰레기를 분리수거하는 날이기 때문이다. 그런데 빈병이나 깡통의 양을 보면 쥬스나 콜라의 소비량이 상당하다는 것을 알 수 있다.

그 뿐만이 아니다. 패스트푸드점에서 커다란 종이컵에 가득 담은 콜라를 햄버거와 함께 먹는 모습은 이제 일상적인 광경이 되었다.

근 반세기 동안에 우리의 식습관이 참으로 많이 변했다는 것을 실감한다.

필자가 어렸을 때에는 특별한 일이 있는 날에만 사이다를 마시는 정도였는데 지금의 아이들은 쥬스나 콜라 등의 소프트드링크를 마시지 않는 날이 오히려 더 적을 것 같다.

근래에까지 이런 소프트드링크는 매일 마셔도 건강에 큰 장애를 일으킨다고 생각하지는 않았던 것 같다.

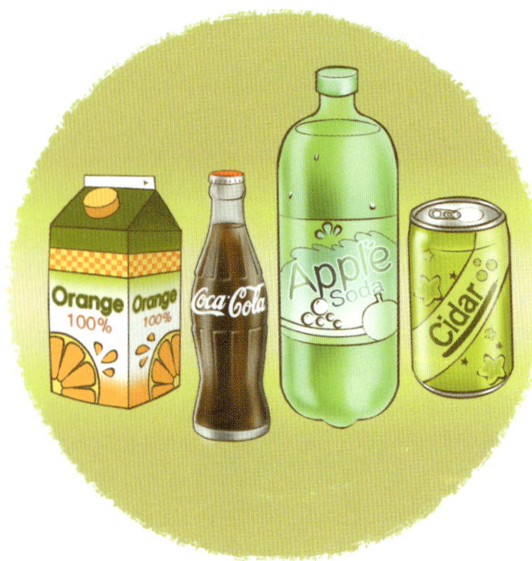

그러나, 최근에 이르러 조금 신경이 쓰이는 의학논문을 접하게 되었는데 그것은 미국의 소아과 전문지에 발표된 멕시코의 어느 연구자의 논문이었다.

저칼슘혈증과 콜라 소비량

이 논문은 혈액 중의 칼슘 농도가 정상보다 낮은 저칼슘혈증에 걸린 아이와 칼슘 농도가 정상인 아이들의 콜라 소비량을 비교한 것이다. 연구 대상이 된 아이는 생후 1년 6개월에서 11개월까지의 소아로 저칼슘혈증(8.8 ㎎/dℓ 미만)인 아기가 57명, 정상인 아기가 171명으로 총 228명이었다.

그리고, 이 두 그룹의 아이들이 일상적으로 마시는 콜라류의 소비량을 조사했는데, 1병에 375 ㎖인 코카콜라나 펩시콜라를 매주 4병 이상 마시는 아이는 저칼슘혈증군에서는 66.7%를 차지했으며 혈중 칼슘농도가 정상인 대조군에서는 28%를 차지하여 두 그룹 사이에 확실한 차이가 나타났다.

그래서 더욱 세밀한 통계학적 검정을 실시해 본 결과, 저칼슘혈증과 콜라의 소비량 사이에는 명백한 상관관계가 있다는 결론을 내렸다.

이러한 현상이 일어나는 원인으로는 콜라가 인산을 많이 함유하고 있다는 점을 들 수 있다.

원래, 영양소로서의 칼슘과 인은 서로 밀접한 관계가 있다. 우리가 하루에 음식물을 통해서 섭취해야 할 칼슘의 소요량은 실험적으로 정해져 있는데, 인의 경우도 칼슘과 동일한 양이 적당하다고 한다. 좀 더 자세하게 말하자면, 칼슘의 1일 소요량은 만 6세까지는 0.4g, 7세에는 0.5g, 그 후에는 연령의 증가와 함께 증가하여 14세에는 0.9g이 되고, 그 이후에는 조금씩 감소하여 20세 이후에는 0.6g이 된다.

인과 칼슘의 섭취비율

한편, 인의 섭취량도 앞에서 말한 바와 같이 칼슘과 같은 양이 적당하여, 인과 칼슘의 섭취 비율은 1~2:1이 바람직하다고 한다. 그래서 인의 섭취량이 2g을 초과하면 칼슘의 배설량이 섭취량보다 더 많아지기 때문에 혈중 칼슘의 농도가 비정상적으로 낮아져서 저칼슘혈증에 빠진다는 것이다.

또한, 인의 섭취량이 2g 이하가 된다고 해도, 인과 칼슘의 섭취 비율이 2:1을 초과해서 인의 양이 많아지면 칼슘 부족이 초래되기 쉬운 것이다.

여기에서 문제가 되는 것은 과연 우리는 하루에 어느 정도의 칼슘과 인을 섭취하고 있는가 하는 점이다. 칼슘의 경우 1970년의 조사에서는 0.55g, 1990년에는 0.53g으로 소요량인 0.6g을 약간 밑도는 상태이긴 하지만 소요량에 가까운 양을 섭취하고 있다는 것이 밝혀졌다.

한편, 인의 섭취량은 1.2~1.3g으로 추정되고 있어, 인과 칼슘의 비율이 2.1~2.4 : 1이 되므로 저칼슘혈증을 초래할 위험성이 있다.

이와 같이 우리가 비교적 많은 양의 인을 섭취하는 이유는 인산화합물이 식품첨가물로 이용되고 있기 때문으로, 특히 생선묵 종류나 토마토케첩, 마요네즈 등의 소스류, 토마토쥬스, 콜라류와 같은 소프트 드링크에 비교적 많은 양의 인이 함유되어 있다. 이들 중에서 생선묵이나 소스류는 하루에 몇 백 g이나 되는 많은 양을 먹는 경우가 거의 없지만, 소프트 드링크 특히 콜라류는 하루에 한 병 이상 마시는 경우가 적지 않기 때문에, 그런 경우에는 우유처럼 칼슘이 많이 들어있는 음식도 함께 섭취함으로써 인과 칼슘의 균형을 유지시켜 주는 것이 중요하다.

사회적 촉진

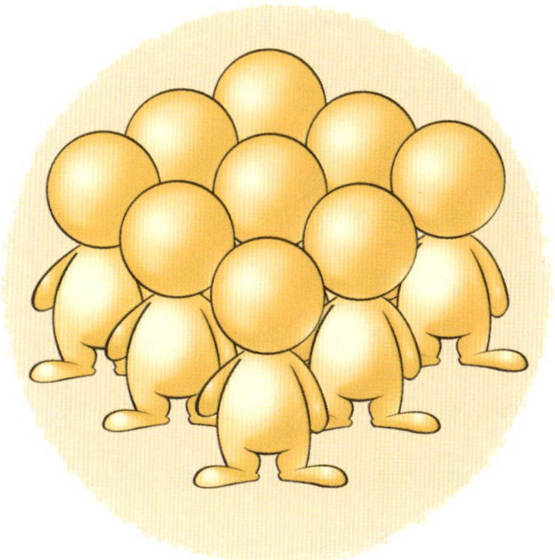

우리는 대개 혼자 먹을 때보다는 여럿이 함께 먹을 때 식욕이 더 강해진다.

그다지 배가 고프지도 않은데도 식사를 하는 사람들과 함께 앉아 있으면 무심코 먹을 것에 손이 가는 경우가 많다.

이렇게 다른 사람이 있음으로 해서 어떤 행동이 촉진된다든지 유발되는 현상을 심리학에서는 '사회적 촉진'이라고 한다. 따라서 '사회적 촉진'은 사회심리학이나 집단심리학의 영역에서는 기본적인 개념의 하나이지만, 우리들의 실생활에서는 문제시되는 일이 거의 없는 현상이라고 생각한다.

그러나 우리의 일상생활을 주의해서 살펴보면 사회적 촉진이라고 간주할 수 있는 사항이 결코 적지 않다는 것을 알 수 있다.

그 중의 하나는 앞에서 말한 것과 같은, 동물이 음식을 먹는 행동에서 볼 수 있는 사회적 촉진이다. 상당히 오래된 이야기지만 1929년에 '바이어'라는 심리학자가, 모이를 잔뜩 먹어 배부른 닭을 배고픈 닭들 속에 함께 있게 했더니 배부른 닭도 다시 모이를 먹기 시작했다는 연구결과를 발표하였다.

동물이 음식을 먹는 행동에서 나타나는 사회적 촉진에 대해서는 이 밖에도 많은 연구결과들이 있다.

사람의 경우를 예로 들면, 이유식을 잘 먹지 않는 아기에 대한 치료방법으로는 같은 나이 또래의 아기들과 함께 이유식을 먹게 하는 방법이 있다. 음식을 먹는 행동뿐만이 아니고 울거나 웃는 것과 같은 정서적인 행동에서도 사회적 촉진현상이 나타나는 경우가 있다.

다른 사람의 슬픔을 동정하여 덩달아 우는 것은 심리학에서 말하는 '공감' 혹은 '동일시'의 메카니즘에 의한 것으로 사회적 촉진이라고는 할 수 없지만 아기에게서 볼 수 있는 소위 '감염성 울음'은 사회적 촉진에 의한 것이라고 생각할 수 있다.

또한 '감염성 웃음'이라는 것도 웃고 있는 사람의 '우습다'고 하는 감정이 전염되는 것이 아니라 웃는다는 행동만이 전해지는 것이므로 전염의 메카니즘으로, 공감이나 동일시가 아니라 사회적 촉진을 생각해야 한다.

승객이 별로 없는 이른 아침의 전철 안에서 한 사람이 하품을 하면 함께 타고 있던 사람들이 차례차례 연이어서 하품을 하는 광경을 볼 수 있는데, 이것도 사회적 촉진에 의한 '하품의 전염'이다.

불가사의한 집단행동

필자는 바다와 강에 사는 생물에 특별한 흥미를 갖고 있지 않지만 간혹 아이들과 함께 수족관에 가는 경우가 있다. 그럴 때에 항상 이상하다고 생각하는 것은 정어리의 유영 행동이다.

수백 마리나 되는 정어리가 서로 일정한 거리를 유지하며 수조 안을 헤엄쳐 돌아다니는 것을 볼 수 있는데, 어느 순간, 무리 속에서 1~2마리가 방향을 바꾸면 다른 모든 정어리들도 이에 동조하여 방향을 바꾸기 시작한다. 사회적 촉진 현상이라고 생각되지만 참으로 불가사의한 집단행동이다.

불가사의한 집단행동이라고 하면, 가장 먼저 생각나는 것이 《그림 동화》에 나오는 '하메룬의 피리부는 사나이'이다.

마을 사람들로부터 쥐를 없애달라는 부탁을 받은 한 사나이가 피리를 불어 쥐들을 모아서 마을 밖으로 끌고 가 없애버리지만 약속했던 사례금을 받지 못하자 이번에는 피리를 불어서 아이들을 모으고 그 아이들을 데리고 어디론가 모습을 감추었다고 하는 섬뜩한 이야기이다.

이것은 무리를 지어 이동하는 쥐들의 기묘한 습성을 각색한 동화라고 할 수 있을 것이다. 이러한 쥐들은 무리를 이루어 먼 거리를 이동하며 때로는 물 속에 들어가 집단 자살을 하는 경우도 있다고 한다. 그러나 '피리부는 사나이'에서는 문제의 중심이 아이들의 실종이므로 쥐를 모델로 한 창작이라고 하기에는 무리가 있다고 생각한다.

역시, '아베(阿部謹也)'씨의 저서 《하메룬의 피리부는 사나이》 (ちくま<치쿠마> 文庫)에 고증되어 있는 것처럼 하메룬이라는 마을에서 실제로 일어났던 아기들의 집단 실종사건을 토대로 한

전설이라고 생각해야 할 것이다.

또한, '타치카와(立川昭二)'씨의《질병과 인간의 문화사》(新潮社)에 의하면 에도(江戸)시대의 '오카게마이리'라는 사건도 이상한 집단행동이란 점에서는 하메룬의 아이들과 비슷하다.

'오카게마이리'는 에도 시대에 간헐적으로 몇 번인가 반복되었던 기묘한 사건으로, 이세신궁(伊勢神宮)에 참배하러 가는 사람들 사이에 다른 사람들도 휩쓸려 들어가 순식간에 수천명의 집단이 되어서 신들린 사람들처럼 노래하고 춤추며 이세(伊勢)로 향했다고 하는 이야기이다.

하메룬의 사건이나 오카게마이리는 어쩌면 사회적 촉진에 의한 현상이었는지 모른다. 최근에 자주 발생되는 집단 따돌림 문제 등을 생각해 보아도 집단 내에서는 도저히 '이해할 수 없는 행동의 동조'가 일어나기 쉽다는 점에 유의해야 할 것이다.

대소변 가리기 훈련

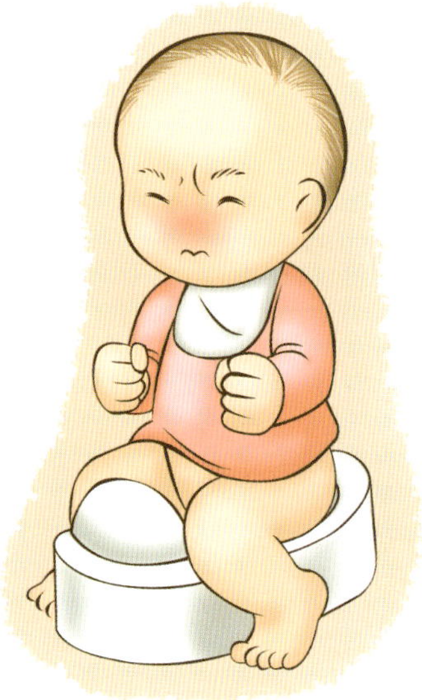

얼마 전에 아기의 각 월령(月齡)별 배뇨회수와 소변량을 조사해 볼 필요가 있어서 소아과 서적을 찾아보았으나 대부분의 소아과 서적에는 그와 비슷한 수치나 일람표도 수록되어 있지 않은 것을 확인하고 놀랐다.

배설은 영양이나 수면과 마찬가지로 아이의 일상생활에서 중요한 부분을 차지하고 있으므로 배설에 관한 정확한 정보는 육아에 꼭 필요한 기초지식 중의 하나이다.

아기의 배뇨 회수를 안다면 몇 개 정도의 기저귀를 미리 준비하면 좋을 것인지, 그리고 하루에 몇 번 정도 기저귀를 갈아주어야 할 것인지를 미리 예측할 수가 있다. 여기에 관해서는 옛날 자료 중에 수치가 기록되어 있는 것이 있는데, 예를 들면 1938년에 출판된 '다케다(武田幸夫)'의 저서《소아과 임상의 실제》제 2판(南山堂)을 보면 외국에서 실시되었던 연구결과가 인용되어 있다.

그 자료에 의하면 1일 평균 배뇨 회수가 생후 14~30일 사이에는 13회, 생후 1~3개월에는 14회, 생후 3~6개월에는 20

회, 생후 6~12개월에는 16회, 1~2세에는 12회, 2~3세에는 10회라고 기록되어 있다.

같은 자료에는 1회의 소변량에 대해서도 기재되어 있었는데 생후 6개월 미만에는 30cc, 6~12개월에는 45cc, 1~2세에는 60cc, 그리고 2~3세에는 90cc 정도였다. 하루의 소변량에 대해서는 1966년에 출판된 미국의 대표적인 소아과 서적인 《넬슨의 소아과 텍스트》 제 8판에 생후 10일~2개월에는 250~450cc, 생후 2개월~1세에는 400~500cc, 1~3세에는 500~600cc 등 연령별로 수치가 기록되어 있다. 소변은 물론 신장에서 만들어지는데 소변이 신장에서 흘러나오는 것을 '이뇨(利尿)'라고 한다. 그리고, 이러한 '이뇨'를 조절하는 호르몬에는 뇌하수체 후엽에서 분비되는 '항이뇨 호르몬', 일명 '바소프레신(vasopressin)'이 있다.

예를 들어, 한 번에 많은 물을 마시면 혈액이 희석되고 혈액 속에 들어있는 항이뇨호르몬의 농도가 묽어질 뿐 아니라 그 작용 또한 약해지기 때문에 이뇨가 촉진되어서 많은 양의 소변이 나오게 되는 것이다. 이렇게 해서, 물을 마시면 약 2시간 이내에 마셨던 물의 전량이 배설된다.

또한, 추위에 노출되면 소변량이 증가하는데 이 경우도 항이뇨호르몬의 분비가 감소되었기 때문이라고 생각할 수 있다.

대소변가리기 훈련을 시작하기에 적당한 나이

배뇨와 관련된 사항 중에서 가장 큰 관심사는 '배변 훈련(toilet training)' 혹은 '배뇨 훈련' 즉, '기저귀 떼기'일 것이다.

기저귀 떼기는 젖 떼기와 함께 육아에 있어서 매우 중요한 과정이기 때문이다.

필자가 소아과 의사가 막 되었을 때, 그러니까 지금으로부터 약 50년 전에는 대소변 가리기를 상당히 일찍부터 시작하였다. 대변 가리기는 생후 6개월경부터, 소변 가리기는 생후 9개월경부터 시작하였는데, 대략적인 시간 간격을 보아 기저귀를 벗기고 '응아-' 혹은 '쉬-'라고 말하면서 아기를 변기에 앉혔다. 미국에서도 1945년경까지는 이처럼 대소변 가리기 훈련을 일찍부터 시작했던 것 같다. 그러나 요즈음에는 이러한 조기 대소변 가리기 훈련이 변비나 야뇨증의 원인이 되기 쉽다는 점과 심리적으로 나쁜 영향을 미칠 가능성이 있다는 점들이 지적되면서, 대소변 가리기 훈련의 시작 시기를 생후 1년 이후로 늦추는 것이 오히려 일반화되었다.

생후 6개월 이내의 아기들은 대변이나 소변이 마려우면 반사적으로 배변이나 배뇨를 한다. 그러나, 생후 9개월이 되면, 이러한 반사적 행위를 변기에 앉힌다고 하는 조건자극에 의해 조건화시키는 것이 가능해진다고 생각하게 되었다. 따라서 생후 9개월이라는 나이가 대소변 가리기 훈련을 시킬 수 있는 최저 연령인 셈이다. 그러나 훈련을 시작하기에 가장 적당한 나이는 아기가 간단한 말을 이해하고 부모의 지시에 협력할 수 있게 되는 시기, 즉 생후 12~15개월경이라는 것이 많은 연구자들의 의견이다. 그러나, 하버드 의과대학의 '브라젤튼'교수는 대소변 가리기 훈련의 시작 시기를 좀 더 늦추면 변비나 야뇨증의 발생률을 더욱 낮출 수 있지 않을까 생각하여 대규모의 조사 및 연구를 실시하였다. 그가 조사한 1,170명의 아이들은 생후 12~36개월에 대소변 가리기 훈련을 시작하였는데, 그 중 1,010명은 생후 18~24개월에 시작하였다. 이 아이들의 훈련이 성공한 시기를 보면 낮 시간의 훈련은 80%가 생후 2년 반 이내에 성공하였고, 밤 시간의 훈련에서는 80%가 생후 3년 이내에 성공하였다. 이 결과만을 본다면 대소변 가리기 훈련의 시작 시기에 대해서 너무 조급하게 생각할 필요가 없다고 생각한다.

방사선 걱정

"비행기를 타면 방사선에 노출된다고 들었는데, 정말입니까?"

"최근에 가슴 X-선 사진을 3장이나 찍었는데 괜찮을까요?"

일상적으로 들을 수 있는 질문들이다.

그래서, 여기에서는 방사선 노출에 대한 문제를 살펴보려고 한다.

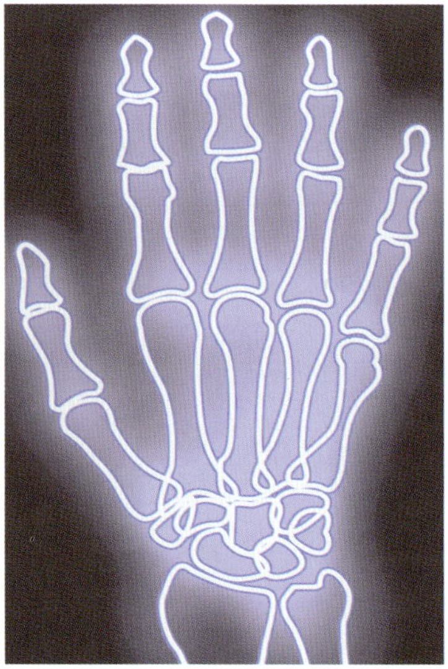

방사선 노출이라고 하면 병원에서 실시하는 X-선 검사나 원자력 발전소의 사고를 연상하기 쉽지만, 아무 일이 없을 때에도 소량이기는 하지만 우리는 자연 방사선에 노출되어 있다.

우리는 생활환경 속에서 여러 가지 방사성 동위원소가 발산하는 방사선에 노출되어 있으며, 그 중의 일부, 예를 들어 방사성 탄소나 칼륨은 음식물의 형태로 체내에 들어오기도 한다.

그리고, 그 밖에 우주선도 있다.

우리가 쐬고 있는 자연 방사선의 총량은 년간 1~2 millisievert인데, 그 중에서 우주선(宇宙線)이 차지하는 비율은 약 30%라고 알려져 있다. 그리고, 하늘로 높이 올라갈수록 이 우주선의 양도 많아지기 때문에 일본과 미국 사이를 제트기로 왕복한다면, 그것만으로 1 millisievert, 즉 X-선 사진 한 장을 찍을 때에 쐬는 방사선량과 거의 같은 양의 방사선에 노출되는 결과가 되는 셈이다.

다음으로, 방사선 노출로 인한 장애에 대해서 살펴 보자.

방사선 노출로 인한 장애

방사선 노출로 인한 장애는 피부가 짓무르는 증세와 같이 노출 후에 바로 나타나는 경우도 있지만 백내장처럼 수개월이나 수년이 지난 후에 나타나는 경우도 있다.

또한, 백내장, 백혈구 감소 혹은 태아의 기형처럼 쐬인 방사선량이 어느 수준을 넘어가면 장애가 발생하지만 그 이하에서는 장애가 발생하지 않는다. 이처럼 증상 발현의 유무를 구분하는 경계선을 그을 수 있는 것이 있는가 하면, 유전자의 돌연변이나 암의 발생과 같이 경계선을 그을 수 없는 것도 있다.

그러나, 어떤 경우라도 쐬인 방사선의 양이 많으면 많을수록 장애가 발생될 위험성이 높아지는 것은 사실이다.

그래서, 장애의 발생과 전신에 쐬인 방사선의 양과의 관계를 조사해 보니, 방사선에 쐬인 사람들의 50%가 30일 이내에 사망할 수 있는 방사선량, 즉 50% 치사선량이 3.5~4 sievert였다.

또한, 백내장은 5 sievert, 여성 불임은 4 sievert, 남성 불임은 8 sievert 이상에서 발생하였다.

이상은 우리몸에 쐬인 방사선량과 장애와의 관계에 대해서 살펴 보았는데, 다음에는 방사선에 쐬인 부위와 장애와의 관계에 대해서 주목해 보겠다.

방사선에 노출된 부위와 장애와의 관계

방사선에 노출되는 것만으로 백혈병이나 유전적인 영향이 발생한다고 생각하여 불안해하는 사람들이 있지만 방사선의 영향은 노출된 부위 외에서는 나타나지 않는다.

예를 들면 백혈병은 골수가, 유방암은 유선이, 유전적인 영향은 생식선이 방사선에 노출된 경우에 일어날 가능성이 있는 장애이다. X-선 촬영이나 투시와 같이 일상적인 진료에서 이용될 기회가 많은 검사에 주목해 보면, 검사를 받는 사람의 생식선이나 골수가 쬐는 방사선량은 가슴 촬영에서 4~5라드, 고관절의 촬영에서 22~23라드가 된다고 한다.

여기에서 사용되고 있는 '라드(rad)'라는 단위는 흡수된 방사선량을 나타내는 옛날 단위이다. 현재 사용하고 있는 새로운 단위는 그레이(gray)로서, 1그레이는 100라드에 해당한다.

그러면, 생식선이나 골수가 위에서 말한 정도의 방사선에 노출되었을 때 유전적인 영향이나 백혈병이 발생할 확률은 어느 정도인지 살펴보자.

가슴 X-선 촬영 시에는 유전자의 돌연변이가 10만분의 2 내지 10만분의 6의 확률, 백혈병은 10만분의 8 내지 10만분의 10의 확률로 발생한다고 추정된다. 또한, 고관절의 X-선 촬영 시에는 돌연변이가 1만분의 16 내지 1만분의 48, 백혈병이 10만분의 44 내지 10만분의 46의 확률로 발생한다고 추정된다.

그러나 여기에서 제시한 수치들은 돌연변이나 백혈병의 자연 발생률과 비교해 볼 때 결코 많은 수치는 아니다. 따라서 지나치게 걱정할 필요는 없지만, 그래도 X-선 검사는 꼭 필요한 경우에만 실시해야 한다.

모유로 나오는 약

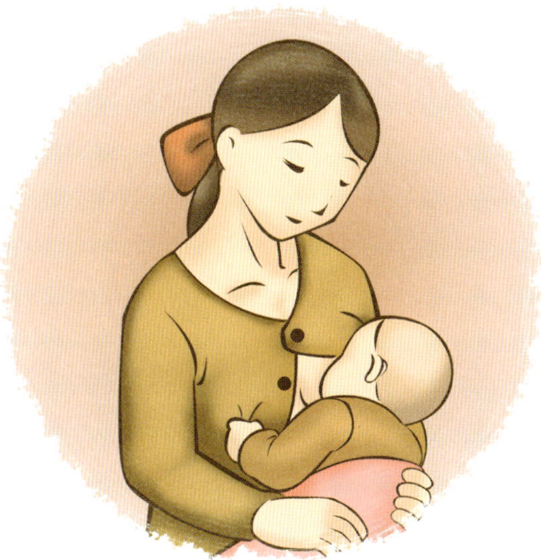

상당히 오래 전에 있었던 일인데, 기관지염에 걸린 어떤 아기 환자의 치료 경과가 생각만큼 좋지 않아 아기의 어머니에게 약을 확실히 먹였는지 물어본 적이 있다. 그랬더니 약은 자기가 식후마다 먹었고 아기에게는 모유를 충분히 먹였다는 것이다. 아마 그 아기의 어머니는 자기가 약을 먹으면 그 약이 모유를 통해서 아기에게 전달되어 아기의 기관지염이 치료될 것으로 생각했던 모양이다.

의학적인 상식이 풍부해진 요즈음에는 이러한 생각을 하는 사람이 거의 없겠지만, 자신의 질병을 치료하기 위해 먹는 약이 모유를 통해 아기에게로 전해져 해를 끼치지 않을까 하고 걱정하는 경우는 적지 않다. 그중에는 너무 걱정한 나머지, 병원에서 받아온 약을 전부 버렸다는 어머니도 있다.

아기에게 모유를 먹이고 있는 어머니에게 약을 처방할 경우에는 당연히 아기의 건강에 나쁜 영향을 미치지 않는 약을 선택해야 하며, 그러한 취지를 환자에게 잘 설명해 주는 것이 의사의 도리이다.

그러면, 대체 어떤 약의 어느 정도의 부분이 모유 속으로 들어가며 아기에게는 어떤 영향을 주는 것일까? 그 점에 관해서는 과거부터 많은 연구결과들이 발표되어 왔다.

미국 소아과학회의 약물위원회는 개별적으로 발표된 174편의 논문 내용을 정리해서 미국 소아과학회의 기관지인 'Pediatrics(72권 3호, 1983년)'에 게재했다.

이 논문에 의하면 대부분의 약물은 모유에 섞여 나오지만 그 양이 아주 미량으로, 아기가 1ℓ의 모유를 먹는다고 해도 거기에 포함된 약의 양은 어머니가 먹은 약의 1% 이하라는 것이다.

따라서, 대부분의 약들은 아기에게 거의 영향을 미치지 않는다고 생각해도 좋을 것 같다.

모유에 영향을 미치는 약물

그러나 소수의 예외가 있어, 아기에게 모유를 먹이는 기간 내에 어머니에게 투여해서는 안 되는 약으로 10종류가 발표되어 있다.

이들 중 한 종류는 일본에서 사용하지 않는 약이고, 한 종류는 유즙 분비를 억제하는 약이며, 세 종류는 암 치료에 사용하는 약이고, 두 종류는 갑상선 질환에 사용하는 항갑상선제인데, 이 약물들이 문제가 되는 경우는 거의 없다고 볼 수 있다. 나머지 세 종류의 약들을 살펴보면 그 중에 '씨메티딘'이라고 하는 위·십이지장궤양 치료약이 있는데 이 약은 일상적으로 자주 사용되는 약이지만, 모유를 통해서 아기에게 영향을 미쳐 아기 위의 기능을 억제할 가능성이 있다.

또 하나는 '에르고타민'이라는 편두통약이다. 이 약으로 인해 아기에게서 나타나는 증상으로는 설사, 구토, 경련 등이 있다. 또한, 류마티스성 관절염 치료에 이용되는, 금(金)이 포함되어 있는 약물 또한 모유를 통해서 아기에게 전달되어 발진, 신장염 또는 간염의 원인이 될 수 있다.

이상의 10가지 약물과는 별도로, 투약 후 잠시 동안만 모유의 수유를 중단해야 할 약물들이 일람표로 정리되어 있는데, 그 대부분은 진단 목적으로 사용되는 방사성 요오드나 테크네시움과 같은 방사성 물질이다. 그러나 한 가지 예외적으로 트리코모나스 질염 치료에 사용되는 약이 있는데 이 약도 복용하는 경우에만 문제가 되고 질정을 사용한다면 문제가 되지 않는다.

모유에 영향을 미치지 않는 약물

한편, 미국 소아과학회의 약물위원회는 일반적으로 모유에 영향을 미치지 않는 약물로 136개 품목의 일람표를 게재하였다. 이 약들 중에는 소수이긴 하지만 약간의 문제가 될 수 있는 약물도 포함되어 있는데, 너무 전문적인 사항이기 때문에 여기에서는 생략하기로 하겠다.

어쨌든, 어머니가 복용한 약의 일부가 모유를 통해서 아기에게 전해져도 아기의 건강상에 피해를 줄 위험성은 의외로 적다는 것을 이해했으리라 생각한다.

그러나, 혹시 불행한 사태가 발생되면 큰일이므로 어머니 자신이 치료를 받아야 할 경우에는 현재 아기에게 모유를 먹이고 있는 중이라는 것을 확실하게 주치의에게 말해서, 해가 되지 않는 약을 처방해 주도록 부탁하는 것이 현명한 방법이다. 그래도 불안할 경우에는 소아과 의사와 상담을 하는 것도 하나의 방법이라고 생각한다.

구명환과 기응환

'구명환(救命丸)'이나 '기응환(奇応丸)'과 같은 약은 왠지 모르게 민간요법약 같은 느낌이 든다는 사람도 있다. 그러나 이들도 모두 약사법에서 승인된 훌륭한 의약품이다.

의약품에는 병원이나 진료소에서 사용되는 의료용 의약품과 시중의 약국에서 판매되고 있는 일반용 의약품의 두 종류가 있는데 구명환과 기응환은 일반용 의약품에 속하는 약이다. 일본에는 이 구명환과 기응환에 각각 많은 상품명들이 있다.

소아들을 진정시킬 목적으로 사용되는 약들에 대한 역사는 '스즈키(鈴木昶)'씨의 저서인 《에도의 묘약》(1991년·岩崎美術社)에 자세히 설명되어 있는데, 일본에서 역사적으로 가장 오래된 것은 '우진(宇津)구명환'과 '통옥(樋屋)기응환'으로 두 가지 모두 300년 이상 사용되어 온 약이다.

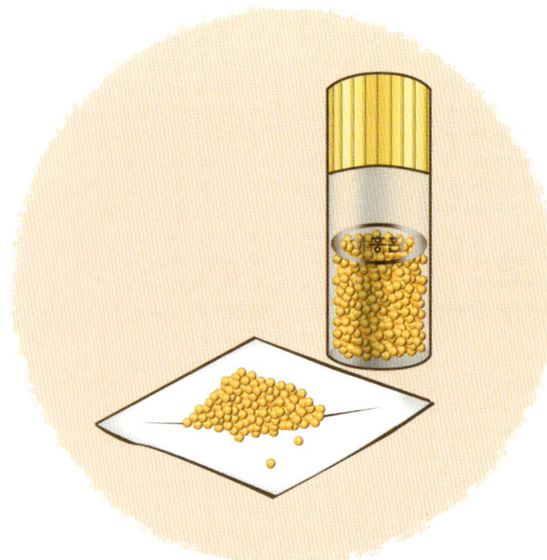

어쨌든, 우리가 가장 궁금하게 생각하는 것은 이 약들이 어떤 성분을 갖고 있고 또 어떤 증상에 효과가 있는가 하는 두 가지 점이다.

구명환의 성분과 효용

'우진 구명환'에는 사향(麝香), 우황(牛黃), 정향(丁香), 영양각(羚羊角), 우담(牛膽), 인삼(人蔘), 황련(黃蓮), 감초(甘草) 등 8종류의 한방약이 들어 있다.

그 중에서 우황은 소나 물소의 쓸개 안에 생긴 담석을 건조시킨 것으로 진정작용이 있으며, 영양각은 영양의 뿔로 해열 및 진정작용을 한다. 한편, 우담은 글자 그대로 소의 쓸개로 건위정장제(健胃整腸劑)로 이용되며, 황련은 설사, 구토, 복통 등에 이용되는 한방약이다.

이와 같은 성분들로 보아, 구명환은 밤중에 잠을 자다가 갑자기 일어나 우는 신경질성 징후를 진정시키고 설사나 구토를 치료하기 위해 만들어진 약이라고 생각되는데, 적응증으로는 소아오감(小兒五疳) 즉, 신경질, 밤중에 우는 증세(야제〈夜啼〉), 경련, 설사, 소화불량 등의 증상들이 있다.

기응환의 성분과 효용

'통옥 기응환'의 경우도 적응증은 구명환과 거의 비슷하지만 성분은 훨씬 간단하여 사향(麝香), 웅담(熊膽), 인삼(人蔘), 침향(沈香)의 4종류의 한방약으로 이루어져 있다. 이 중, 사향은 사향노루의 분비물로 중추신경계에 대한 작용과 항염증작용을 하며, 웅담은 곰의 쓸개로 건위·진통·진경작용을 한다. 또한, 인삼은 강장제로 이용될 뿐 아니라 진정작용이 있고 침향에도 진정작용이 있다.

‘우진 구명환’과 ‘통옥 기응환’ 이외의 다른 구명환과 기응환의 성분도 미묘한 차이는 있지만 진정효과와 설사를 멈추게 하는 몇 가지 한방 성분이 배합되어 있다.

마지막으로, 서양의학이 크게 발달한 지금, 이 구명환이나 기응환을 어떻게 사용하면 좋을지 필자 나름대로 생각해 보았는데, 수막염이나 뇌염에 걸려서 경련이나 간질 등이 나타났을 때에는 사용하지 않는 것이 좋다고 생각한다. 또한, 젖먹이의 급성 설사와 같이 치료를 빨리 하지 않으면 안 되는 경우에도 서양의학적 치료를 우선적으로 해야 한다고 생각한다. 그러나, 밤중에 잠을 자다가 갑자기 운다거나 호흡정지발작 등을 나타내는 신경질적인 아이에 대해서는 서양의학의 영역에서도 효과적인 방법을 찾지 못하는 경우가 많으므로 구명환이나 기응환을 이용해 보는 것이 좋다고 생각한다.

개와 아기

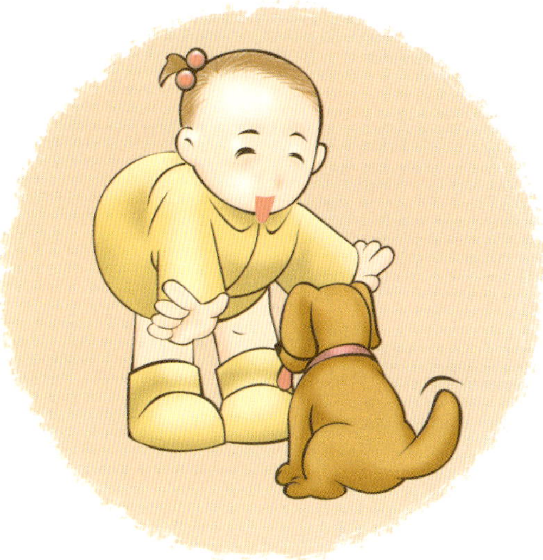

요즈음은 '애완동물 붐'이라고 할 정도로 애완동물을 키우는 가정이 많다. 특히 개는 사람에게 충실하고 자신의 기분을 솔직하게 표현할 뿐 아니라 다소나마 사람의 말을 이해하기 때문에 '애완동물'로는 매우 적합한 동물다. 그래서 보통 개를 키우면 정이 들어서 완전히 가족의 일원이 되어 버린다.

그러나, 가족 중에 아기가 있거나 곧 아기가 태어날 가정에서는 개를 키우는 것에 대해 약간의 불안감을 갖고 있는 것이 사실이다. 즉, 개의 질병이 아기에게 전염되지는 않을까 혹은 개의 털이나 비듬으로 인해 천식에 걸리지는 않을까 하는 종류의 불안이다.

물론, 개도 다른 포유동물들처럼 여러 가지 질병에 걸릴 가능성이 있고, 그 중에는 사람에게 전염시킬 위험성이 있는 질병도 있다.

예를 들어, 옴(개선)에 걸린 개와 접촉하면 사람이 개의 옴벌레(견개선충)에 감염되어 사람의 옴과 같은 증상을 나타낸다는 것은 잘 알려진 사실이다. 또한, 절반 이상의 개들이 갖고 있는 '견사상충(filaria)'에도 사람이 감염될 위험성이 있다. 견사상충은 외줄무늬모기와 같은 모기들을 통해서 사람이 감염되는데, 여기에 감염되면 폐의 X-선 사진에 동전 모양의 음영이 나타난다. 그러나 실제로 사람이 이 질병에 걸리는 경우는 거의 없으며 필자도 아직 그러한 예를 본 적이 없다.

개를 통해 감염되는 어린이의 질병

개를 통해 감염되는 질병 중에서 가장 경계해야 할 것은 개회충의 유충으로 인해 발생하는 '내장유선충증'이다.

개회충은 그 크기나 형태가 사람에 기생하는 회충과 닮았지만, 종족이 다른 기생충이다. 그리고, 생후 1년 미만의 강아지 중 60~70%가 이 기생충에 감염되어 있어, 강아지가 배설하는 분변 속에는 많은 회충알이 들어 있다. 사람이 우연히 이 회충알을 먹게 되면 소화관 내에서 부화하여 유충이 되고, 이 유충은 혈관 속으로 들어가 혈류를 타고 간을 비롯하여 폐, 뇌, 눈 등의 장기에 침입하여 병을 일으킨다.

특히 위험한 것은 안구 내로 침입하여 '눈의 암'으로 불리는 무서운 질병인 '망막아세포종'과 아주 비슷한 증상을 일으키기 때문에 안구를 적출해야 한다거나 실명하게 될 위험이 있다.

1950년에 미국의 '와일더'라는 사람이 소아로부터 적출한 실명 안구 46개를 모아서 조사했는데, 그 중 24개의 안구에서 개회충이 침입해 있는 것을 확인할 수 있었다고 하니, 사태의 심각성을 잘 알 수 있을 것이다.

다행히도 우리나라에서는 이 병이 발생된 예가 극히 적었고 또한 최근에 발생이 증가하고 있다는 보고도 나오지 않고 있으므로 크게 걱정할 필요는 없겠지만, 아이가 있는 가정에서는 예방 대책 정도는 생각해 두는 것이 좋다고 생각한다.

원래, 이 질병이 개의 대변 속에 있는 개회충의 알을 먹음으로써 발생된다는 것은 앞에서 언급했다. 따라서 어린이와 강아지가 함께 생활할 수 있는 환경, 예를 들어, 놀이터의 모래 속에서 개회충의 알이 있을 가능성이 많고 실제로 많이 발견된다는 보고를 몇 번인가 들은 적이 있다. 1984년에 프랑크푸르트에서 실시한 조사에 의하면 아이들이 주로 노는 놀이터의 모래밭 31개소 중 27개소에서 개회충의 알이 발견되었고, 더구나 모래 100g당 평균 7~8개의 개회충 알이 발견되었다고 한다.

따라서, 강아지들이 들어가기 쉬운 모래밭의 모래나 공원의 흙 등을 아이가 만졌을 경우에는 손을 씻고 난 뒤에 음식을 먹도록 주의시키는 것이 첫 번째로 중요한 예방법이라고 생각할 수 있다.

두 번째로 중요한 것은 개의 주인은 개를 데리고 아기들이 노는 모래밭이나 공원에 가지 않도록 해야 하며 개의 분변은 집으로 가지고 가서 처리하도록 해야 한다는 것이다. 세 번째로 중요한 것은 아기가 있는 가정에서 개를 키우려고 하는 경우에는 우선 개를 데리고 동물병원에 가서 회충이 있는지의 유무를 검사한 후, 회충이 있을 경우에는 구충제를 먹여야 한다는 것이다.

벼룩 이야기

그리스의 우화작가 '이솝'은 도덕에 관해 이야기할 때 자주 벼룩을 등장시켰으며, 성서에도 벼룩에 관해 서술되어 있는 곳이 두 군데 있다. 그 후에도 많은 작가나 시인들이 작품 속에 벼룩을 등장시켰는데, 안데르센의 동화, 셰익스피어의 《헨리 4세》 등 열거하자면 끝이 없으며, 특히 윌리엄 브레이크는 벼룩에게 상당히 관심이 많았던 것 같다.

문예작품만이 아니고 '무소르그스키'는 괴테의 《파우스트》에서 소재를 얻어 가곡 '벼룩의 노래'를 작곡했다. 이 노래를 즐겨 불렀던 '샤리아핀'을 기억하는 사람들도 있을 것이다. 그뿐만이 아니다. 19세기의 서양에서는 벼룩에게 마차를 끌게 하거나, 쌍을 이루어 춤을 추게 하는 벼룩 서커스가 한 시대를 풍미하였다.

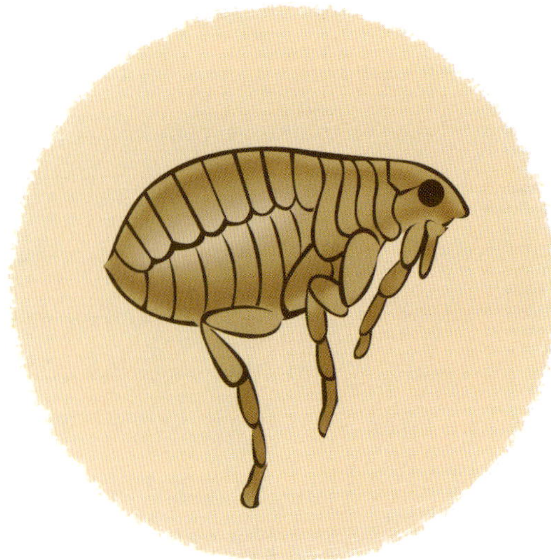

그러고 보니, 벼룩은 인간과 밀접한 관계에 있는 곤충이라고 할 수 있다. 벼룩에는 많은 종류가 있는데, 토쿄의과·치과대학의 '가노우(加納)' 명예교수에 의하면 벼룩에는 17과, 150속, 1500종 이상이 있으며, 일본에만도 9과, 37속, 70종 이상이나 있다고 한다.

그 중에서 사람과 관계가 깊은 벼룩으로는 사람벼룩, 개벼룩, 고양이벼룩의 세 종류가 있다. 이들 중에서, 주로 사람을 무는 사람벼룩은 조건이 좋으면 1년 이상, 보통은 3개월까지 살 수 있다고 한다.

사람벼룩은 온도나 진동 등을 감지하는 능력을 갖고 있으며 공기 중에 있는 이산화탄소(탄산가스)를 식별하는 능력도 가지고 있다. 그리고 뛰어난 도약력도 가지고 있는데, 사람벼룩은 높이로는 20cm, 거리로는 약 30cm 정도를 뛸 수 있다고 한다.

그런데 의심스러운 것은 벼룩에게 잘 물리는 사람 혹은 벼룩에게 물린 자리에 염증이 잘 생기는 사람이 특별히 있는지의 여부이다. 이 점에 대해서는 일본의 하쿠힌샤(博品社)에서 발간한 《벼룩대전》에 다음과 같은 에피소드가 실려 있다.

"어느 유명한 독일의 곤충학자가 나폴리 호텔에서 친구와 함께 잠을 자게 되었는데, 방안에 벼룩이 많은 것을 알고 잡을 방법을 궁리하였다. 그리고는 벼룩들을 유인하기 위해 매일 밤 가운을 입고 방안을 걸어 다니다 재빠르게 가운을 벗어서 벼룩을 잡았다. 그리고 그 수를 세어 보았더니, 곤충학자는 평균 5마리, 친구는 30~40마리를 잡았다"는 것이다. 그러나, 친구쪽이 훨씬 유인력이 있었음에도 불구하고 피해는 곤충학자 쪽이 커서 물린 자리가 크게 부어오른데 비해, 친구쪽은 물린 흔적을 거의 알아 볼 수 없을 정도였다는 것이다. 따라서, 벼룩에 대한 유인력이나 물린 후의 반응은 개인에 따라 차이가 크다는 것을 알 수 있다.

벼룩이나 모기에 물린 후의 피부 반응

벼룩에 물렸을 때의 반응은 사람에 따라 다른 것 같다. 벼룩이나 모기에 물린 후의 피부 반응은 이 곤충들이 피를 빨아먹을 때에 혈액이 응고되는 것을 방지하기 위해 주입하는 미량의 타액에 대한 알레르기 반응이라고 생각된다. 그리고 이 알레르기 반응에는 물리고 나서 24~48시간 후에 일어나는 '지연형 과민반응'과 물린 직후에 일어나는 '즉시형 과민반응'의 두 가지 종류가 있는데, 어른의 경우에는 즉시형 과민반응만 두드러지게 나타나는데 비해, 유유아의 경우에는 지연형 과민반응만 눈에 띄는 것이 보통이다.

다시 말해 유유아의 경우는 벼룩이나 모기에 물렸던 일을 잊어버릴 때가 되어서야 물린 자리가 부어오르거나 가려워지는 것이 보통이다.

풀독

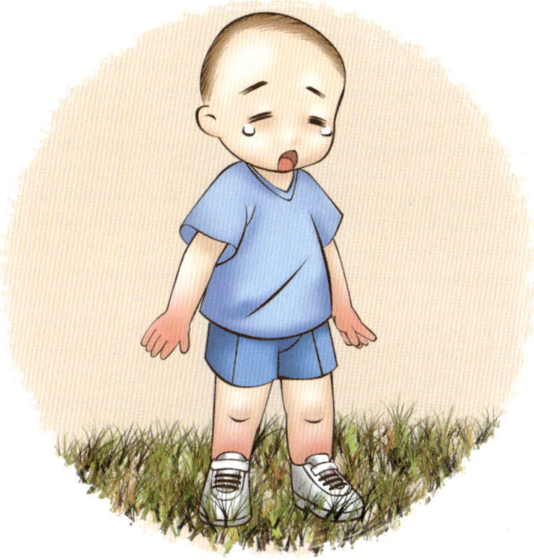

그 아이를 진찰했던 것은 아침저녁으로 선선한 바람이 부는, 여름이 끝나갈 무렵의 어느 날이었다.

초등학교에 다니는 아이였는데 양 다리에 직경 2, 3mm 크기의 둥근 모양의 발진이 빽빽하게 돋아났고 심하게 가렵다고 해서 아이의 엄마가 급히 병원에 데리고 왔다는 것이다. 그 아이의 체온은 정상이었고 발진 외에는 특이한 다른 증상은 없었다.

반바지를 입었는데 발진은 노출 부위에만 빽빽하게 돋아나 있었고 바지에 가려진 넓적다리 윗부분과 신발로 가려진 발목 등에서는 관찰되지 않았다.

필자가 근무했던 병원은 도심지로부터 멀리 떨어진 곳으로, 가까이에 큰 공원이나 공터 그리고 풀숲들이 많이 있었다. 그 아이는 어제 비에 젖은 풀숲에서 놀았다는 것이다.

물론, 그것만으로 이 발진을 '풀독'이라고 단정할 수는 없지만, 발진이 노출된 피부에서만 나타났기 때문에 피부에 무언가 접촉되어 생긴 병변일 것이라고 생각되었으며, 또한 풀숲에서 풀에 접촉되었던 사실이 있는 것으로 미루어 보아, '풀독'일 가능성이 있다고 생각하였다.

그럼, 풀독과 그에 관련된 사항에 대해서 살펴보도록 하자.

식물에 의한 접촉성 피부염

피부가 식물에 접촉됨으로써 발생하는 피부염, 즉 식물에 의한 접촉성 피부염에는 많은 종류가 있는데, 그 발생 원인에 따라 물리적 자극에 의한 피부염, 화학물질의 자극에 의한 피부염, 알레르기에 의한 피부염, 빛의 작용에 의한 피부염 등으로 분류되고 있다.

예를 들어, 봄에 흰색이나 분홍색의 아름다운 꽃이 피는 정원수인 화수목(花水木; 미국 산딸나무) 잎의 표면에 있는 바늘 모양의 털들로 인해 피부염이 유발되기도 하고, 쐐기풀의 침과 같은 털에 찔려 그 털에 함유된 독액에 의해서 피부염이 유발되기도 한다.

자극성 화학물질을 함유한 식물로는 등대풀과에 속하는 등대풀, 대극(버들옷), 여름등대풀, 미나리아제비과의 말발굽모양풀, 여우목단풀, 매화바람꽃, 그리고 덩굴성 들풀인 선인초 등이 있고, 또한 여러 가지 향신료로 인해 발생하는 피부염의 대부분도 화학물질의 직접적인 자극이 그 원인이라고 생각된다.

알레르기를 일으키는 것으로는 옻나무, 은행나무, 앵초, 제충국, 마늘, 양파 등 많은 종류가 있다.

그리고 무화과나 샐러리의 경우에는, 이것을 먹은 다음 햇빛을 쬐이면 피부염이 발생한다.

식물에 의한 접촉성 피부염은 발생 기전에 따라 위와 같이 분류하는 한편, 실용적인 견지에서, 원인이 되는 식물의 형태나 용도에 따라 나무에 의한 것, 관상용 꽃에 의한 것, 구근식물에 의한 것, 재배용 야채에 의한 것, 과일에 의한 것, 산과 들의 풀에 의한 것 등으로 분류하기도 한다.

예를 들어, 관상용 식물로서 피부염을 일으키는 것으로는 앵초가 유명하고, 구근식물로서 피부염을 일으키는 것으로는 튤립, 히야신스, 마늘, 양파 등이 있으며, 야채로서 피부염을 일으키는 것으로는 당근, 샐러리, 아스파라가스가 있고, 과실로는 망고, 오렌지, 자몽 등이 있다.

이와 같이 식물로 인해 발생하는 여러 가지 접촉성 피부염 중에서 들판이나 공터 등에서 야생으로 자라고 있는 풀에 접촉됨으로써 유발되는 피부염을 흔히 '풀독'이라고 하며, 의학용어로는 영어의 'meadow grass dermatitis'를 번역한 '목초피부염'이라는 명칭이 사용되고 있다. 어쨌든, 이런 종류의 피부염은 비가 갠 직후에 정원의 풀을 베거나 목욕을 한 후 풀밭에서 놀다가 젖은 풀에 접촉되었을 때 발생하기 쉽다고 알려져 있다.

이 경우에 문제가 되는 것은 들이나 산에 자생하는 풀들 중에서 어떤 풀이 피부염을 유발하기 쉬운가 하는 점이다. 독일에서는 Timothy(벼과의 목초)와 금방동사니과(Cyperus microiria)에 속하는 식물들이, 프랑스에서는 금방동사니과의 풀 외에 서양거초(Achillea millefolium Linn), 혹은 Parship 등이 중요시되고 있다. 그러나 유감스럽게도 우리나라에서는 특히 풀독에 주목하여 심도있게 연구한 논문이 발견되지 않고 있다.

학문적으로 증명할 수는 없다고 하더라도 의심스러운 것은 있는데 봄부터 초여름까지는 미나리아제비과의 식물, 여름부터 초가을까지는 금방동사니과에 속하는 식물, 선인초, 돼지풀 등이 지목된다.

아기 체조

유아건강에 대해 상담하러 온 한 어머니로부터 '아기 체조'에 관한 질문을 받았다. 그 내용은, 최근에 어떤 사람으로부터 아기 체조를 시켜보라는 권유를 받았는데 자기는 아직 한 번도 시도해 본 적이 없다고 하며, 체조가 아기를 키우는 데 반드시 필요한 것이냐고 묻는 것이었다.

얼마나 강하게 권유를 받았던지, 자기 아기에게 체조를 시키지 않았던 것에 대해 죄의식을 갖고 있는 것 같은 말투였다. 아기 체조에 대한 일반인의 관심은 어느 틈엔가 사라져 버렸지만, 그래도 한편에서는 열심히 아기 체조를 시키고 있는 사람도 있고 또, 이것이 근대과학으로 입증된 새로운 육아 방법이라고 굳게 믿는 어머니들도 있기 때문에 여기에서 다시 한번 아기 체조의 효용성에 대해 생각해 보겠다.

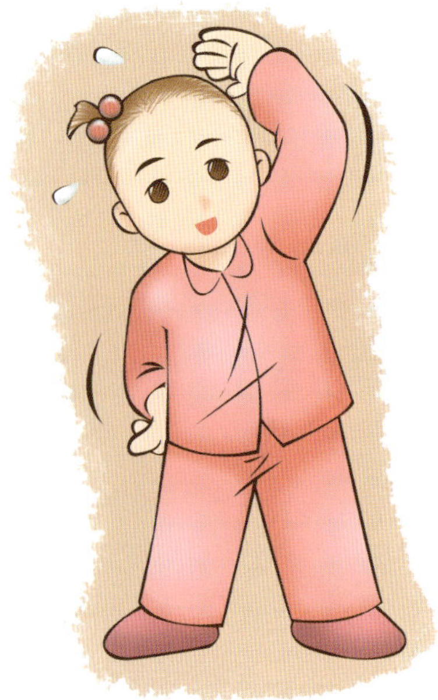

가장 먼저 이야기하고 싶은 것은 아기 체조는 상당히 오랜 역사를 갖고 있으며, 결코 새로운 것이 아니라는 것이다. 이 방법은 1920년경 독일에서 아기 체조를 의미하는 'Säuglingsgymnastik', 'Säuglingturnen' 등의 이름으로 시작된 육아법 중의 하나이다.

이것이 일본에 처음으로 소개되었던 것은 1938년으로 소아과 의사인 사토(佐藤久)씨가 《부인의 벗(婦人の友)》이라는 월간지의 임시증간호인 《유아의 생활과 교육》에서였는데, 많은 사람들의 이목을 집중시킨 것은 사토씨가 《유유아 체조의 실제》라는 단행본을 출판한 1946년 이후이다.

물론 소아과 의사 중에도 아기 체조에 관심을 기울이는 사람이 있는데, 예를 들어 '우루노(宇留野勝正)'씨는 제2차 세계대전 중에 애육(愛育)연구소 부속의 보육실에 있는 유아에 대해서 의학적인 검토를 실시했다.

그러나 그 당시에는 책이나 잡지를 만드는 데 필요한 종이가 아주 부족했기 때문에 전쟁이 끝난 1948년이 되어서야 비로소 연구결과를 단 한 페이지의 보고문 형식으로 소아과학회 기관지에 게재한 것이 전부였다.

그 후, 일본의 경제 사정이 조금씩 호전되고 가정생활에도 여유가 생기게 되면서 아기의 체력 증진에 대한 관심도 점차 높아져 갔다. 그리고 이러한 상황 속에서 유유아 체조에 대한 관심도 해마다 높아져 1952년에는 앞에서 언급했던 우루노씨의 상세한 연구결과가 발표되었고, 또한 같은 해에 마츠무라(松村龍雄)씨가 종래의 독일식 유아 체조의 취지를 살리면서 더욱 안전하고 쉽게 개선하여 '아기 체조'라는 명칭으로 학회에 발표하는 한편, 그의 저서인 《육아의 비결 12장》에 그 방법을 자세하게 소개하여 널리 보급하려고 시도했었다.

그 이후에도 아기 체조에 대한 몇 종류의 단행본이 출판되었는데, 그 중에서도 1967년에 전국 모자건강센터 연합회에서 발행된 《새로운 아기 체조》는 가장 많은 사람들에게 애용되었던 자료일 것이다. 이렇게 아기 체조는 긴 역사 속에서 다소 부침(浮沈)은 있었지만 적지 않은 지지자들의 힘을 입어 오늘에 이른 육아법의 하나이다.

그러면 아기 체조에는 어떠한 효용이 있는지에 대해서 살펴보자.

아기 체조의 효용성

먼저, 아기가 무엇인가를 붙잡고 일어서거나 혼자 걷기 등을 하는 시기가 빨라지는 등의 운동기능 발달이 촉진된다는 것이다. 그것은 '우루노'씨나 '마츠무라'씨의 연구결과를 보면 잘 알 수 있을 것이다. 그러나 그와 같은 효과가 언제까지 계속될 것인지, 다시 말해 운동에 소질이 있는 멋진 용모의 어른으로 성장해 갈 것인지의 여부는 명확하지 않다. 오히려 그것보다는 아기에게 체조를 시키면 아기의 전신을 자세하게 관찰할 수가 있고 또한 부모와 아기가 피부를 접촉하게 됨으로써 부모와 자식 사이의 유대감이 더욱 견고해질 수 있기 때문에, 그러한 점에 있어서 더 큰 효용이 있다고 생각한다.

따라서 아기 체조는 결코 나쁜 것이 아니다. 아기 체조를 권하는 것은 바로, 어른들에게 죠깅, 산책, 운동 등을 권하는 것과 같은 이치이다. 그러나, 체조를 아기에게 반드시 시켜야 하느냐고 물어 온다면, 그렇다고 단정 지을 수는 없다. 꼭 시켜야만 할 이유는 어디에서도 찾을 수 없기 때문이다. 따라서 아기에게 체조를 시킬 것인지의 여부는 부모의 취향에 따라 판단하는 것이 좋다고 생각한다.

참고문헌

Acredolo L, Goodwyn S: Symbolic gesturing in normal infants. Child Development 59: 450-466, 1988

American Academy of Pediatrics, Committee on drugs: Transfer of drugs and other chemicals into human milk. Pediatrics 84: 924-936, 1989

Baildam EM, Hillier VF, Ward BS et al: Duration and pattern of crying in the first year of life. Developm Med Child Neurol 37: 345-353, 1995

Bakwin H, Bakwin RM: Behavior disorders in children, 4th Ed.WB Saunders, Philadelphia, London, Toronto, 1972, p.550-553

Bakwin H, Bakwin RM: Behavior disorders in children. 4th Ed. WB Saunders, Philadelphia, London, 1972, p.508-510

Barrera M, Maurer D: Discrimination of strangers by the three-month-old infant. Child Developm 52: 558-563, 1981

Barrera M, Maurer D: Recognition of mother's photographed face by the three-month-old infant, Child Developm 52: 714-716, 1981

Barrera M, Maurer D: The perception of facial expressions by the three-month -old infant. Child Developm 52: 203-206, 1981

Beals RK: The snapping knee of infancy. J bone and joint surg 60-A: 679-680, 1978

Becker PE: Humangenetik, G Thieme, Stuttgart, Bd Ⅰ/ 2, 1969, p.409-539

Becker PE: Humangenetik, G Thieme, Stuttgart, Bd Ⅰ/1, 1968, p.212-217, 230-254

Berenson AB: A longitudinal study of hymenal morphology in the first 3 years of life. Pediatrics 95:490-496, 1995

Best CH, Taylor NB: The physiological basis of medical practice, 7th Ed, Williams and Wilkins Co, Baltimore, 1961, p.719-720

Best CH, Taylor NB: The Physiological basis of medical practice, 7th Ed, Williams and Wilkins Co, Baltimore, 1961, p.894-898

Brazelton TB: A child-oriented approach to toilet training. Pediatrics 29: 121-128, 1962

Breningstall GN: Breath holding spells. Pediatric neurology 14: 91-97, 1996

Chamberlain D 저, 片山陽子 역: 출생을 기억하는 아이들, 春秋社, 東京, 1991

Chobanian AV, Lille RD, Tercyak A, et al: The metabolic and hemodynamic effects of prolonged bed rest in normal subjects. Circulation 49: 551-559, 1974

Cohen MA, Gross PA: The developmental resource vol.1, Grune and Stratton, New York, San Francisco, London, 1979, p.138-146

Cohen MA, Gross PJ: The developmental resource, Vol. 1, Grune and Stratton, New York, San Francisco, London, 1979, p 183-199

Cone T E: Some diseases, syndromes, and conditions associated with an unusual odor. Pediatrics 41: 993-995, 1968

Crook WG: An alternate method of managing the hyperactive child. Pediatrics 54: 656, 1974

Daoust J, Seshia SS: Benign neonatal sleep myoclonus. AJDC 146: 1236-1241, 1992

Darwin C: Biographical sketch of an infant. Mind 2: 285-294, 1877. Wayne Dennis편: 태아·유아의 행동과 발달, 岩崎學術出版, 東京,1966

Davis JA, Dobbing J: Scientific foundations of pediatrics, 2nd Ed. William Heinemann, London, 1981, p.741-744

Davis JA, Dobbing J: Scientific foundations of pediatrics, William Heineman, 2nd Ed. London, 1981, p.508

Daw, SF: Age of boy's puberty in Leipzig, 1727-1749, as indicated by voice breaking in J S Bach's choir members. Human Biology 42: 88-89, 1970

Dilley DC, Siegel MA, Budnick S: Diagnosis and treating common oral pathologies. Pediat Clin N Amer 38(5): 1227-1264, 1991

Dwight RW, Maloy JK: Pilonidal sinus. New Engl J Med 249: 926-930, 1953

Everett HC: Sneezing in response to light. Neurology 14: 483-490, 1964

Falkner F: Human development, WB Saunders, Philadelphia, London, 1966, p.436-437

Falkner F: The problems of estimating the effect of severe illness on child physical growth of children. Amer J Dis Child 100: 587, 1960

Finberg L: Water and electrolytes in pediatrics, 1982

Fluid and electrolyte therapy. Pediatric Clinic of North America 37(2), 1990

Gellis SS, Kagan BM: Current pediatric therapy 13, WB Saunders, Philadelphia, 1990, p.38-39

Gesell A 저, 依田新, 岡宏子 역: 유유아의 발달과 지도, 家政教育社, 東京, 1967

Gesell A 저서 佐野保·新井清三郎 역: 발달진단학, 日本小兒醫事出版, 東京, 1958, p41

Gesell A and Amatruda CS 저: 新井清三郎 번역: 발달진단학, 日本小兒醫事出版, 東京, 1969, p.461-481

Giacoia GP: Hyperexplexia associated with apnea and sudden infant death syndrome. Arch Paediatr Adolesc Med 148: 540-543, 1994

Gordon N, Ward S: Abnormal response to sound and central auditory processing disorder. Dev Med Child Neurol 37: 645-652, 1995

Gross MD: Effect of sucrose on hyperkinetic children. Pediatrics 74: 876-878, 1984

Haidvogl M: Dissociation of maturation, a distinct syndrome of delayed motor development. Develop Med Child Neurol 21: 52-57, 1979

Hashimoto H: Carotinoid pigmentation of the skin resulting from a vegitarian diet. JAMA, 78(15): 1111-1112, 1922

Hayden GF: Olfactory diagnosis in medicine. Postgraduate Medicine 67(4): 110-118, 1980

Heusner A: Yawning and associated phenomena. Physiol Reviews 26: 156-168, 1946

Holt LE Jr, Davies EA, Hasselmeyer EG, Adams AO: A study of premature infants fed cold formulas. J Pediat 61: 556-561, 1962

Honig, PJ: Bites and parasites. Ped Clin N Amer 30(3): p.563-581, 1982

Hurwitz S: Clinical pediatric dermatology, WB Saunders Co, Philadelphia, 1981, p.363-364

Illingworth 저·山口規容子 역: Normal Child, Medical Science, International, 東京, 1995

Imms FJ, Lighten AD: The cooling effects of a cold drink, MercerJB ed, Thermal Physiology, Ecerpta Mediea, 1989, Amsterdam, p.135-139

Jaber L, Cohen IJ, Mor A: Fever associated with teething. Arch Dis Childh. 67: 233-234, 1992

Jan JE, Groenveld M, Anderson DP: Photophobia and cortical visual impairment. Developm Med Child Neurol 35: 473-477, 1993

Jersild AT: Child psychology, 5th Ed. Japanese ed, Maruzen, Tokyo, 1961, p 443

Kanner L: Child psychiatry, 4th Ed. Charles C Thomas Publ. Springfield, 1972, p. 478-483

Kanner L: Child psychiatry, 4th Ed, Charles C Thomas Publ, Springfield, 1972, p.38-42

Korting GW 저·永井隆吉, 入澤該吉 역: 피부인 눈, 醫學書院, 東京, 1970, p.95-96

Leung AKC: Carotenemia. Adv Pediatr 34: 223-248, 1987

Lewin RA: Pilonidal sinus in infancy. Pediatrics 35: 795-797, 1965

Lightner DA et al: Mass spectrometry and ferric chloride oxydation applied to urobilinoid structures. Arch Biochem Biophysics 131:566-576, 1969

Lipton EL, Steinschneider A, Richimond JB: Swaddling, A child care practice. Pediatrics 34:521-567, 1965

Lloyd EI: Clicking knee in childhood. Lancet I, 525-526, 1933

Lou HC: Developmental neurology, Raven Press, New York, 1982, p.176-181

Marks, MB: Significance of discoloration in the lower orbitopalpebral grooves in allergic children (allergic shiners). Ann Allergy 21: 26-32, 1963

Maurer D, Barrera M: Infants, perception of natural and distorted arrangements of a schematic face. Child Developm 52: 196-202,1981

Mazariegos-Ramos E, et al: Consumption of soft drinks with phosphoric acid as a risk factor for the development of hypocalcemia in children. J Pediatr 126(6): 940-942, 1955

Meyer FW, Kluth C: Blutweinen und seine Ursachen. Monatblaetter f Augenheilk 121:719-724, 1953

Morley DJ, Weaver DD, Garg BP et al: Hyperexplexia, an inherited disorder of the startle response. Clinical Genetics 21: 388-396, 1982

Morris DP, Soroker E, Burruss G: Follow-up studies of shy, withdrawn children. Am J Orthopsychiat 24: 743, 1954

Nadel ER, et al: Sensitivity to central and peripheral thermal stimulation in man. J Appl Physiol 29(5): 603-609, 1970

Norton EWD, Cogan DG: Spasmus nutans. AMA Arch Ophthalm 55: 442-446, 1956

Peiper A: Cerebral function in infancy and childhood, Consultant Bureau, New York, 1963, p.108-146

Peiper A: Cerebral function in infancy and childhood. Consultant Bureau, New York, 1963, p.371-374

Prader A, Tanner JM, Von Harnack GS: Catch-up growth following illness or starvation. J Pediat 62: 646-659, 1963

Prokop O, Uhlenbruc G: Human blood and serum groups, Willeg Interscience, New York, 1969

Robson P: Shuffling, hitching, scooting or sliding, some observations in 30 otherwise normal children.

Develop Med Child Neurol 12: 608-617, 1970

Rook/Wilkinson/Ebling: Textbook of dermatology, Vol 4, Blackwell Scientific Publ, London, p.2648, 1992

Russell MJ:Human olfactory communication. Nature 260: 520-522. 1976

Sallustro F, Atwell CW: Body rocking, head banging and head rolling in normal children. J Pediatr 93: 704-708, 1978

Satos R, Carlini EA: Red lacrimal secretion induced by cholinergic drugs in rats subjected to the watertank technique. Pharmacology 36(1):61-68, 1988

Shahar E, Brand, N, Uziel Y et al: Nose tapping test inducing a generalized flexor spasm. Acta Paediatr Scand 80: 1073-1077, 1991

Shelley WB, Hurley HJ: Localized chromihydrosis. Arch Dermat Syphill 69:449-471, 1954

Sleisenger MH, Fordtran JS: Gastrointestinal disease, 4th Ed, Vol 1, 1989, WB Sauders, Philadelphia, London, p.257-263

Steele RW, Tanaka PT, Lara RP et al: Evaluation of sponging and of oral antipyretic therapy to reduce fever. J Pediatr 77: 824-829, 1970

Symonds CP: Nocturnal myoclonus. J Neurol Neurosurg Psychiat 16: 166-171, 1953

Tasanen A: General and local effects of the eruption of decidious teeth. Ann Paediat Fenniae, Vol 14 Suppl 29, 1968

Unsworth A, Dawson D, Wright V: Cracking joints. Ann Rheum Dis 30:348-358, 1971

Urban und Schwarzmberg: Reallexikon dir Medizin, München-Berlin-Wien, 1966

Van Winter JT, Noller KL, Zimmerman D, Melton Ⅲ LJ: Natural history of premature thelarche in Olmsted County, Minnesota, 1940 to 1984. J Pediatr, 116:278-280, 1990

Vrabec TR, Levin AV, Nelson LB: Functional blinking in childhood. Pediatrics 83:967-970, 1989

Walsh FB, Hoyt WF: Clinical neuro ophthalmology, Vol 1, 3rd Ed/Asian Ed, Igaku Shoin, Tokyo, 1969, p.751-754

Walsh FB, Hoyt WF: Clinical neuroophthalmology, Vol 1, 3rd Ed/Asian Ed, Igaku Shoin, Tokyo, 1969, p.321-349

Watson GJ: Gold from Dross: The first century of the urobilins. Ann Int Med 70:839-851, 1969

Wolke D, Gray P, Meyer R: Excessive infant crying, A controlled study of mothers helping mothers. Pediatrics 94: 322-332, 1944

Wolraich M, Milich R, Stumbo P, et al: Effects of sucrose ingestion on the behavior of hyperactive boys. J Pediatr 106: 675-682, 1985

Zajonc RB: Social facilitation. Science 149: 269-274, 1965

加納六郎, 田中 寬: 의학 동물학(개성 신판), p.263-272, 績文堂, 東京, 1966

加藤錞子: 글쓰기 곤란, 신소아과학 대계, 14B, p.246-262, 中山書店, 東京, 1985,

岡田正, 高久史麿, 田中武彥 외 편: 임상영양의 진보, p.184-193, 光生館, 東京, 1992,

高木健太郎, 岡本彰祐編: 생리학 대계 Ⅱ, 혈액·호흡의 생리학, p.777-778, 醫學書院, 東京, 1968,

古畑種基: 혈액형학, 醫學書院, 東京, 1966

古川 明: Bambino. 의학의 발자취, 124(10): 880-881, 125(1): 14-15, 1983

谷奧喜平 외 편: 피부와 면역·알레르기, p.351-355, 金原出版, 東京, 1974,

光岡知足: 요구르트, NHK 출판, 동경, 1993

光井庄太郎, 小林節雄, 中村晋編: 알레르기 클리닉, p.609-627, 金原出版, 東京, 1979,

駒井卓: 혀에 관한 유전자료, 유전학잡지 21: 10-11, 1946

국립건강·영양연구소 감수, 국민영양진흥회 편집, 山口迪夫著: 알칼리성 식품·산성 식품의 오류, 第一出版, 東京, 1987

今村榮一: 유유아의 포경과 할례에 대한 비망록, 소아보건연구 53(5):631-634, 1994

吉村裕之: 소아기생충병, 소아과 31(3): 303-310, 1990

大島崇: 눈의 이상, 前川喜平 외 편 : 오늘의 소아진단지침, 제 1판, p.104-107, 醫學書院, 東京, 1988

大島智夫: 애완동물에서 유래하는 병, 소아과 Mook No. 28: 1-9, 1983

大沼直躬, 高橋英世, 田辺政裕 외: 소아포경의 외래치료 문제점에 대한 검토, 소아외과 25: 670-673, 1993

大畑祥子: 유아의 선율형성에 대한 발달적 연구, 音樂教育研究 77(9): 41-51, 77(10): 22-23, 77(11):38-48, 77(12):40-52, 1972

德田久子: 리듬반응의 발달적 연구, 체육학 연구 15(2): 69-80, 1971

渡辺好政: 어린이의 버릇과 눈질환, 소아 신경학의 진보, 제 17집, p.88-97, 診斷과 治療社, 東京, 1988,

嶋多門: 땀샘. 현대 피부과학 대계, 제 15권, p.267-287, 中山書店, 東京, 1983,

林隆士, 姉川繁敬: 선천성 피부동, 20:941-945, 周産期醫學, 1990

馬場一雄: 소아의 정상치, p.192-194, 醫學書院, 東京, 1976

馬場一雄: 아기의 감지·인지·인식·기억, 26(1): 11-15, 周産期醫學, 1996

馬場一雄: 육아의 논리ー그 생물학적 배경, 111: 503-508, 日醫會誌 , 1994

末永俊郎, 安藤清志, 大島尙: 사회적 촉진의 연구, 24(4): 423-457, 심리학 평론, 1981

法水正文: 귀지의 방언에 대하여, 56(10): 872-873, 이비인후과, 1984

富田 寬: 미각·후각의 발달, 馬場一雄편 : 발달 인간학 제 1권 생리편, p.111-123, 동서의학사, 東京

北原覺雄 : 유산균과 인생, 토쿄대학 공개강좌, 1957년 5월

브라젤톤 저. 川崎千里 역: 아이의 마음이 들립니까?, p. 46-49, 醫齒藥出版, 東京, 1989,

브렌단 르헤인 저, 中川宏一 역: 벼룩대전, 博品社, 東京, 1993

山浦篤: 보조개의 유전, 유전 7(3): 12-13, 1953

山浦篤: 혀의 운동능력유전, 18: 99-101, 유전학 잡지, 1942

三宅和夫 외 편: 아동심리학 핸드북, p.473-491, 金子書房, 東京, 1983,

三浦義彰 역: Harper 생화학, p.89-93, 丸善, 東京, 1976

緒方勤 외: 일본인의 target height 및 target range에 대하여 (제1편), 94: 1535-1540, 日兒誌, 1990

石橋長英, 小川鼎三: 고용된 외국인(9) 의학, p.106-137, 카시마(鹿島)연구소 출판회, 東京, 1969,

石山昱夫: 혈액형 이야기, 사이언스社, 東京, 1979

石川浩一 외 감역: 최신 외과진단과 치료, 원서 3판, p.675, 1978,

細野明義: 발효유의 역사와 종류, Health Digest, Vol 9, No 2, 1994
小嶋謙四郎: 모자관계와 아이의 성격, p.205-235, 증보 신판, 川島書店, 1980
小林登 외 편: 신소아의학 대계, 41권, p.140, 中山書店, 東京, 1984,
신소아의학 대계, 34권 A, p.223~226, 中山書店, 東京, 1984,
小原哲二郎 외 편: 인산의 작용, 第一出版, 東京, 1983
小川庄吉 외: 지적온도 조건의 계절차에 대하여, 공중위생원 연보, 24:221-231, 1975
新井清三郎: 수면장애, 소아과 Mook, 30: 39-45, 1983
深田英朗: 구강소아과학, p.142-146, 金原出版, 東京, 1969,
辻啓介: 식물섬유의 중요성과 목표 섭취량, 헤르시스트 18(6)[通卷 109호]: 9-14, 1994
愛育 연구소: 유유아 정신발달검사, p.80-81, 金子書房, 東京,
安藤格: 발달가속 현상의 추이, 소아의학 7: 41-58, 1974
岩淵悅太郎, 波多野完治, 內藤壽七郎 외: 말의 탄생, 일본방송출판협회, 東京, 1968
鈴木篤郎, 田中美鄕: 유아난청, 醫齒藥出版, 東京, 1979
鈴木昌樹: 선천성 읽기·쓰기 장애의 문제들, 소아의 정신과 신경. 10(3): 178-197, 1970
日比逸郎, 田端宏: 모유로 이동하는 약제와 화학물질, 모던메디신 1992-5 부록, p.3-25
田多英興, 山田富美雄, 福田恭介 編: 눈깜빡임의 심리학, 北大路書房, 京都, 1991
田中克巳: 기초 인류유전학, 제 7판, 裳華房, 東京, 1969, p.269-277
前川喜平, 副田敦裕, 横井茂夫 외: 신생아 미각반응의 의의에 대한 연구, 소아과 진료 49(12): 2265-2270, 1986

正木英一: 소아의 방사선장애, 小兒內科 18(8): 1225-1232, 1986

井上義朗: 발육·성숙의 가속화, 신소아의학 대계 27권 A, p50-62, 1982

祖父江孝男: 에지코에 대하여ㅡ그 분포와 인류학적 의의, 소아과 진료 21(7): 731-744, 1958

宗像醇: 신생아의 생리적 피부변화, 신소아의학 대계, 40 A: 31-54, 1983, 中山書店, 東京

中山昭雄: 온열생리학, p.156-157, 1981, 이공학사, 동경,

中野雄一: 귀지, 소아과 33(10): 1296-1298, 1992

指田豊: 피부염을 일으키는 식물, 피부병 진료 3(8): 749-756, 1981

草間朋子: 방사선의 인체영향, 日医會誌 110(7): 858-872, 1993

村上勉: 유방의 이학적소견, 신(新)소아의학 대계, 제5권, 中山書店, 東京, 1985. p. 395-401

村田光範: 비만과 쇠약, 신소아의학 대계, 中山書店, 東京, p.87-126

荷宮文夫: 우성인자 외 2,3형질의 유전, 종합 의학 8(14): 614, 1951

河野陸明, 名取光博, 馬場一雄: 출생시 체중의 연대적 변천, 소아과 진료 25: 10-12, 1962

편집후기

이 책은 《싱그럽게(いきいき)》라는 잡지에 연재되었던 기사를 모아 놓은 것이다. 1990년까지의 기사는 예전에 출판했던 본인의 졸작 《아기에게 나타나는 가벼운 증상들》 (Mediscience사, 1991)에 실려 있기 때문에, 이 책에는 1991년 이후의 기사만을 수록했다.

이번에는 좀 더 상세한 정보 및 참고가 될 만한 자료를 얻고 싶다는 독자 여러분의 요구에 부응하기 위해 참고 문헌도 수록해 두었다. 주로 1, 2편에만 해당되는 이야기이지만 분명히 참고가 될 것이라고 생각한다.

마지막으로 기사의 게재를 흔쾌히 승낙해 주신 『社會保險新報社』, 그리고 출판을 맡아 주신 『東京醫學社』에 진심으로 감사의 말씀을 드린다.

바바카즈오(馬場一雄)

저자 약력

바바카즈오

[학력·경력]

1920년 8월 토쿄에서 출생
1944년 9월 토쿄제국대학 의학부 졸업
1959년 9월 – 1963년 3월 토쿄대학 조교수
1963년 4월 – 1986년 10월 일본대학 교수(소아과 주임)
1978년 4월 – 1986년 10월 일본대학 이타바시(板橋)병원장 겸무
1986년 10월 – 1988년 10월 일본대학 종합의학연구소 교수
1988년 7월 – 1997년 7월 일본학술회의 회원(14·15·16기)
1988년 10월 – 일본대학 명예교수

[학회]

일본신생아학회(제7회·제22회), 일본인류유전학회(제20회), 일본선천이상학회(15회), 일본소아과학회 학술집회(제90회) 등 11개 학회의 학회장으로서 학술집회를 주최
현재 일본신생아학회·일본소아과학회·일본소아신경학회·일본소아피부과학회 각 명예회원

[저서]

전문서 외, 《속·아기키우기 의학》(東京醫學社)
《태아의 건강》(文化出版)
《현명하게 키우자》(實業の日本)
《아기의 미래과학》(同朋舍出版)
《꽃과 같이》(메디사이언스사)
《아기에게 나타나는 가벼운 증상들》(메디사이언스사) 등

역자 소개

김재천

1970년 2월 전남대학교 의과대학 졸업
1981년 10월 전북대학교 의과대학 조교수
1986년 10월 전북대학교 의과대학 부교수
1991년 10월 전북대학교 의과대학 교수

현재 전북대학교 의과대학 외과학교실 소아외과 분과장
대한 소아외과학회 부회장
대한 외과학회 및 일본소아외과학회 평의원

의학으로 보는

아기 키우기

저자 | 바바카즈오(馬場一雄)
역·감수 | 김재천
발행자 | 김정찬
편집 | 최경희
디자인 | 김미자
그림 | 정현용

발행처 | 도서출판 정담
서울시 송파구 가락동 10-2 동원빌딩 4층
(02)443-2683, 443-2791
(02)430-7370
출판등록 | 제 22-135호
홈페이지 | www.jdb.co.kr

초판인쇄 | 2006년 1월 16일
초판발행 | 2006년 1월 26일

ISBN 89-8085-298-3

정가 15,000원